BUZZ

Lucas Freire

EXAUSTOS

Imaginando **saídas** para o cansaço diário

Para Talita e Leo,

que me ensinaram que o amor verdadeiro
não é performance, mas presença.

Que me mostraram que a vida mais rica
não está nos aplausos,
mas nos sussurros do cotidiano.

Que me pararam
quando eu corria em direção ao vazio
disfarçado de sucesso.

E que me devolveram o direito de brincar
com a seriedade de quem
redescobre o sagrado no simples.

Este livro nasceu do nosso
"não" corajoso ao mundo que nos queria
exaustos, e do nosso "sim" sussurrado
à vida que escolhemos viver.

Com todo meu amor e gratidão,
por serem meus companheiros
nesta dança entre o caos e a leveza.

INTRODUÇÃO

Imagine que estamos sentados juntos em uma tranquila cafeteria, afastados do turbilhão do dia a dia. À nossa frente, duas xícaras de café fumegantes: um convite para pausar e mergulhar em um diálogo sincero sobre a realidade — nossa realidade compartilhada de exaustão crônica.

Eu sou Lucas Freire e, assim como você, sinto o peso da sobrecarga de responsabilidades e informações. Esta é a nossa história, uma narrativa que transcende as fronteiras pessoais e se enraíza no coração da sociedade contemporânea.

Neste mundo acelerado, onde a velocidade é venerada como um ídolo, a lentidão é frequentemente interpretada como preguiça ou ineficiência. Mas eu pergunto: quando foi que começamos a medir a riqueza de nossas vidas pela rapidez com que vivemos? Quando foi que o tempo se tornou um inimigo a ser combatido, em vez de um companheiro de jornada?

Prepare-se, nossa conversa vai longe...

Imagine, por um momento, que cada um de nós é um astronauta em uma missão espacial singular, explorando o vasto universo de nossa própria existência. Nessa missão, a exaustão é como a gravidade — invisível, mas onipresente, puxando-nos para baixo. Mas e se pudéssemos encontrar formas de flutuar acima dela? Não apenas para sobreviver, mas para prosperar e explorar os confins de nossos potenciais?

Ao olharmos no espelho, muitas vezes evitamos confrontar o reflexo que nos encara de volta. Esse reflexo não mostra apenas nossas feições cansadas, mas também revela a fadiga de nossas almas, o desgaste de nossas mentes.

> Vivemos em uma sociedade que parece estar em uma corrida incessante, mas para onde, exatamente, estamos correndo?

Refletimos uma imagem de exaustão coletiva, um eco de nossas próprias vozes cansadas. Estamos presos em uma dança extenuante, na qual cada passo é um novo compromisso; cada movimento, uma nova demanda. Mas o que aconteceria se parássemos de dançar? O que aconteceria se nos permitíssemos ficar em silêncio, mesmo que por um breve momento, para encontrar paz?

A vida moderna nos apresenta um labirinto complexo. Cada dia nos traz novos desafios, novas informações, novas exigências. Esse labirinto não é construído de paredes de concreto, mas de e-mails não lidos, notificações constantes e compromissos que nunca terminam. Como podemos encontrar nosso caminho nesse lugar que muda constantemente sua forma?

Perdidos na sobrecarga, muitas vezes nos esquecemos de olhar para cima, para ver além das paredes e grades que nos cercam. Nos esquecemos de que, mesmo no labirinto mais intricado, existe sempre um céu acima de nós, um mundo além das preocupações cotidianas. O tempo, esse recurso tão finito que todos nós compartilhamos, tornou-se um fardo pesado.

Cada minuto que passa carrega a pressão de ser produtivo, de fazer mais, de ser mais.

Mas o que acontece quando os minutos começam a pesar tanto que mal conseguimos nos mover sob o próprio peso? Vivemos sob a ilusão de que podemos controlar o tempo, de que podemos esticá-lo, comprimi-lo, dominá-lo. Mas o tempo, em sua sabedoria silenciosa, simplesmente flui, indiferente aos nossos esforços frenéticos. Quando ele se torna um carrasco, e não um companheiro, perdemos a essência do que significa viver. Mas e se pudéssemos mudar essa relação? E se aprendêssemos a dançar com o tempo em vez de correr contra ele?

Esse é o tom para um diálogo profundo e reflexivo sobre a exaustão contemporânea. Esse é o tema do nosso café. Convido você a se juntar a mim nesta jornada de resgate, descoberta e transformação.

No decorrer deste livro, exploraremos como chegamos a esse ponto de exaustão crônica e o que podemos fazer para reverter essa tendência. Neste mundo frenético, representado por superlativos nos mais diferentes sentidos, há uma forma de se manter são, saudável e feliz. Esqueça as operações complexas e exageradas da atualidade. Pequenas mudanças na rotina diária, na mentalidade e na forma de encarar a vida podem gerar ondas de transformação significativas. Vem comigo?

Boa leitura!
Lucas Franco Freire

PARTE 1

RECONHEÇA-SE NOS CATIVEIROS DE GRADES E PAREDES INVISÍVEIS

Se você esconder sua ignorância,
ninguém vai te bater
e você nunca vai aprender.

RAY BRADBURY,
Fahrenheit 451

CAPÍTULO 1

NA ESTEIRA DA LOUCURA: A CORRIDA SEM FIM

Respire fundo. Vamos começar nossa jornada (re)descobrindo esse intricado quebra-cabeça que é a vida atual. Permita-me contar uma história — não uma história qualquer, mas uma que ecoa nas vidas de muitos de nós.

Imagine um homem chamado João, que todos os dias, por alguns minutos, fica sentado em seu carro antes de entrar no trabalho. Ele está lá, sozinho com seus pensamentos, olhando para a entrada do prédio, debatendo-se com a decisão de entrar ou de dirigir para algum lugar distante, onde as demandas do trabalho e as pressões da vida moderna não possam alcançá-lo. Essa imagem, meus caros leitores, não é apenas um retrato de João; é o reflexo de uma sociedade esgotada.

A dança do multitarefa

João é um mestre na arte da multitarefa. Como muitos de nós, ele foi ensinado a acreditar que fazer várias coisas simultaneamente é sinal de eficiência e competência. Crescemos ouvindo que a multitarefa é um superpoder — a habilidade de ser onipresente, eficiente e incansável. Mas será que é mesmo?

Essa é uma crença profundamente arraigada na nossa cultura:

- Nas empresas que valorizam funcionários que podem lidar com múltiplas tarefas e acumular cada vez mais trabalho sem reclamar;
- Nas imagens de "super-humanos" que a mídia glorifica, com histórias de resiliência e superação para atingir objetivos inimagináveis;
- No culto à produtividade que permeia nossa sociedade, desmerecendo e ignorando os custos à saúde do indivíduo, da comunidade e do planeta;
- Nos gurus que vendem cursos para torná-lo, a cada dia, "10% melhor", desbloqueando a sua melhor versão.

Já parou para pensar no que realmente acontece em nossas mentes e em nossos corpos quando tentamos fazer malabarismos com inúmeras tarefas? A ciência nos diz que o cérebro humano não é projetado para processar várias cadeias complexas de pensamento ao mesmo tempo. O que chamamos de multitarefa é, na verdade, um rápido e constante alternar entre tarefas, o que pode levar a uma redução na qualidade do nosso trabalho e a um aumento no tempo necessário para completar o que estamos fazendo.

Além disso, a multitarefa frequente e intensa pode ter um impacto negativo significativo em nossa saúde mental e física. Estudos mostram que ela pode levar a um aumento nos níveis de estresse e ansiedade, uma vez que o cérebro está constantemente sob pressão para mudar o foco e se reorientar. Esse estado de alerta contínuo, além da necessidade de manter várias linhas de pensamento, pode ser exaustivo, levando ao esgotamento mental.[1]

No nível fisiológico, a multitarefa constante mantém o corpo em um estado de alerta elevado, liberando hormônios do estresse como cortisol e adrenalina. Hoje sabemos que esse estresse crônico serve como porta de entrada para diversas doenças físicas e mentais. Além disso, a qualidade do nosso sono pode ser afetada, pois a mente agitada tem dificuldade para desacelerar e relaxar.[2]

Voltando ao nosso amigo João, sentado em seu carro, questionando se deve enfrentar mais um dia de multitarefa extenuante: ele está vivendo um dilema moderno. Por um lado, a sociedade exige eficiência e produtividade; por outro, seu corpo e sua mente clamam por uma pausa, por um momento para simplesmente "ser", sem o constante zumbido de tarefas e responsabilidades.

Na verdade, esse dilema é mais primitivo do que pensamos. Os animais já fazem isso há milhares de anos. Comer e se manter alerta é o padrão de comportamento típico de quem precisa sobreviver na selva para não ser morto. Qual é a sua selva?

A ilusão do controle

"Multitarefa", uma palavra que se transformou em um mantra moderno, é praticamente uma insígnia de honra pendurada no pescoço da nossa sociedade acelerada. Mas o que ela realmente significa?

É um véu sedutor, uma promessa de "*omni*potência" em um mundo onde o relógio é o deus supremo. "Faça mais, seja mais, alcance mais", sussurram as vozes. Mas a que custo?

"Tenha alta performance", diz outro!

Multitarefa, meus amigos, é uma ilusão, uma miragem contemporânea. Permita-me ser ainda mais provocativo: tornar-se multitarefa é desejar se tornar um mestre ilusionista, um Houdini do cotidiano, que nos engana com a promessa de controle.

"Veja quantas bolas você pode manter no ar", ele desafia. E nós, ávidos por provar nosso valor, pegamos mais e mais, até que o espetáculo de malabarismo se transforma em uma comédia de erros, na qual não caem apenas as bolas, mas também o nosso próprio bem-estar. É uma corrida de ratos fantasiada de maratona, na qual a linha de chegada se move a cada passo que damos. Estamos na esteira da loucura, correndo a uma velocidade que nos deixa ofegantes, suados e, paradoxalmente, no mesmo lugar.

Nunca tivemos tanto controle sobre o mundo e nunca fomos tão impotentes.

Quando o meu filho Leo nasceu, eu me deparei com a incapacidade de equilibrar tantos pratos. A paternidade tornou-se minha prioridade, mas o sentimento de culpa me cortou como uma navalha afiada. *Não estou dando conta*, pensava. Ser pai foi um duro golpe de realidade. Serei um pai presente e de "baixa performance" ou um pai ausente e de "alta performance"? E olhem para mim, cercado de privilégios e condições de comprar o "tempo" precioso de outras pessoas para me ajudar a correr nessa esteira.

A verdade que poucos ousam admitir é que, ao tentar fazer tudo, muitas vezes acabamos não fazendo nada com a profundidade e a atenção merecidas. Nossas tarefas tornam-se rasas; nossas relações, superficiais; nossas vidas, um rascunho do que poderiam ser. Estamos tão ocupados sintonizando todos os canais que não conseguimos mais ouvir a música do nosso próprio ser.

Eu decidi ser um pai presente, e foda-se o seu guru de "alta performance". "Você pode ter tudo", dizem eles. Mas eu pergunto: "Tudo de quê?". Tudo que não sacia, tudo que não preenche, tudo que nos deixa mais vazios do que quando começamos. Estamos coletando pedras, pensando que são diamantes, apenas para descobrir que o verdadeiro tesouro — o tempo, a atenção, a presença — foi trocado por ouro de tolo. Neste ponto, é essencial perguntar a si mesmo: o que estou sacrificando no altar da multitarefa? Está valendo a pena? Em certa medida, o excesso transforma-se em violência. Estamos violentando nossa própria natureza, nossa capacidade de viver, de amar e de criar com significado — tudo em nome de uma ilusão.

Voltando ao nosso amigo João, sua hesitação matinal no carro é mais do que apenas um momento de indecisão; é um sintoma de algo muito maior.

É o custo do esgotamento:
o preço que pagamos por viver em uma sociedade
que valoriza a quantidade sobre a qualidade,
a velocidade sobre a substância.

Sentados no carro com João, começamos a questionar as escolhas que fazemos, a maneira como vivemos e o que realmente valorizamos. Esse é o momento em que passamos a perceber que talvez — apenas talvez — haja uma maneira diferente de viver.

Desmascarando a farsa

Não há pobreza que sobreviva a
catorze horas diárias de trabalho.
THIAGO NIGRO,
influenciador de finanças

Em algum lugar, em um escritório iluminado pelas luzes azuis de telas incontáveis, há alguém como Ana. Ela é uma guerreira da modernidade, aquela que checa e-mails durante o jantar, que confunde o som do WhatsApp com uma sirene de emergência, que mede sua autoestima pelo número de horas extras acumuladas. "Ser produtiva" tornou-se o seu mantra, o seu credo, uma medalha de honra ostentada na batalha diária contra o relógio. E que batalha é essa?

Uma luta incessante para se enquadrar no mito da produtividade vinte e quatro horas por dia, sete dias por semana (ou produtividade 24/7) — a crença implacável de que cada minuto do nosso dia deve ser preenchido com algo produtivo, cada segundo otimizado como se nossa vida fosse um gigantesco algoritmo a ser decifrado. Mas, ah, sejamos irônicos, vamos rir para não chorar, porque, no fundo, sabemos que é uma farsa, não é mesmo?

Essa ideia de que devemos estar sempre "ligados", prontos para saltar a qualquer notificação, é uma comédia!

E os dados? Eles pintam um retrato muito menos glorioso. Pesquisas indicam que a produtividade realmente começa a declinar depois de uma certa quantidade de horas trabalhadas. O cérebro humano, essa maravilha da natureza, não foi projetado para maratonas de foco ininterrupto. Após cerca de cinquenta horas semanais de trabalho, a produtividade por hora despenca tão vertiginosamente quanto a moral de um empregado no domingo à noite, antecipando a próxima semana de trabalho.[3]

A relação entre trabalho e sofrimento, essa velha amizade cultivada por séculos, é quase um casamento arranjado pela sociedade corporativa. Trabalhar até que a exaustão nos consuma é visto como um rito de passagem, um caminho para o nirvana corporativo. Mas vamos encarar a realidade: o nirvana está longe, e o que temos é uma receita certa para o burnout. Não se engane: os clichês corporativos sobre produtividade são tantos que poderíamos brincar de bingo em qualquer reunião de equipe.

"Pense fora da caixa." "Vamos alavancar a sinergia."

"Maximize sua eficiência."

Mas quando a noite cai e Ana finalmente desliga sua estação de trabalho, o que resta? Uma caixa vazia de promessas não cumpridas, uma eficiência que se desvanece na escuridão, uma sinergia que não consegue aquecer o vazio de uma vida passada na sombra de uma ilusão de produtividade. Então, eu pergunto:

Quando foi que começamos a medir o valor de uma vida pela quantidade de trabalho que se pode espremer entre o nascer e o pôr do sol?

Quando foi que esquecemos que somos seres humanos, não máquinas de fazer, de produzir, de executar?

Entenda que impacto e transformação não têm nada a ver com tempo, e sim com intensidade. Ser produtivo é gerar impacto!

O mito da produtividade 24/7 é uma farsa que custa caro. Custa-nos a saúde, a felicidade e, o mais trágico de tudo, o tempo — o único recurso verdadeiramente irrecuperável que temos.

Está na hora de puxar o tapete dessa comédia e trazer à tona uma nova maneira de viver e trabalhar, uma que respeite os ritmos naturais do corpo e da mente, uma que entenda que há vida além das paredes do escritório e que, às vezes, a coisa mais produtiva que podemos fazer é simplesmente viver.

Quando o trabalho é sinônimo de sofrimento

Imagine agora Marcos, um gerente de projetos em uma grande cidade brasileira, que vive o mantra corporativo de que "dormir é para os fracos". Sua jornada de trabalho começa antes mesmo de o sol nascer e termina quando a lua já está alta. Ele é um herói do mundo moderno, um gladiador em uma arena onde o leão é o tempo e a espada, o celular sempre a postos. Marcos é o retrato vivo do trabalhador brasileiro que, diante da pobreza e da divisão social, vê no trabalho não apenas um meio de sobrevivência, mas uma forma de afirmação social. No entanto, esse esforço tem um preço.

Um estudo da Universidade de São Paulo (USP) revela um dado sombrio: o maior risco de infarto ocorre às segundas-feiras, especialmente entre as 6 horas e o meio-dia, com cerca de 50% dos eventos cardíacos registrados nesse período.[4] Pode-se quase ouvir o coração da sociedade pulsando em uníssono, um coro arrítmico de órgãos sobrecarregados pelo estresse de um novo ciclo de trabalho.

Marcos, preso no trânsito, de olho nas bolsas asiáticas e europeias, sente o seu próprio coração ressoar com esse ritmo perturbado. E aqui reside o sarcasmo cruel da vida moderna: somos ensinados a acreditar no conto de fadas corporativo que proclama: "Se trabalhares incansavelmente, alcançarás tudo". Mas o que não nos contam é que o "tudo" é, muitas vezes, uma sala de emergência nas primeiras horas da semana.

Por que o coração escolhe a segunda-feira para manifestar o seu descontentamento? Talvez ele também conheça o peso de um fim de semana que termina muito rápido, de uma pausa que parece mais um intervalo comercial do que um verdadeiro descanso.

O filósofo Gilles Lipovetsky nos lembra de Schopenhauer ao apontar que "a vida é um pêndulo que oscila entre o tédio e o sofrimento".[5] E, aqui, estamos em uma sociedade que não apenas aceita, mas espera que o trabalho seja sinônimo de sofrimento, uma sociedade que confunde esforço com dor, eficácia com agonia.

No Brasil, um país de desigualdades marcantes, onde o abismo entre ricos e pobres é tão profundo quanto o oceano, a pressão para "ser alguém" por meio do trabalho é intensa. A civilização da "felicidade" e do "bem-estar" prometeu a todos a festa do consumismo ao inundar nossos cérebros de dopamina, com promessas de gratificação imediata, sem revelar o estigma da miséria interior que assola aqueles que ficam de fora.

E, quanto mais se avolumam os dissabores da vida, mais nos entregamos ao consumismo como um alento, uma tentativa desesperada de "reerguer a moral". Em uma sociedade de superabundância, a individualização das preferências se torna a regra, e a política, um interesse superficial e passageiro, mesmo quando as demandas políticas se multiplicam. Então, onde Marcos se encaixa nesse cenário?

Ele é um produto de uma era hipermoderna, uma vítima da "aceleração total", da "velocidade máxima", da "sociedade do excesso". E, como tantos outros, ele está preso a um ciclo de trabalho e consumo que promete felicidade, mas entrega exaustão.

Na segunda-feira, enquanto o relógio marca 8 horas e o coração do mundo corporativo começa a palpitar mais forte, Marcos se pergunta se vale a pena. Mas a realidade é insistente e os dados não mentem: eles são o eco de um sistema quebrado que mede o homem pelo que ele faz, não pelo que ele é.

No Brasil, essa busca por significado é, muitas vezes, uma luta pela sobrevivência, uma tentativa de escapar da pobreza que ainda assola grande parte da população. O que torna tudo ainda mais confuso e ofuscante é a presença de gurus "bem-intencionados" com a promessa do bem-estar, oferecida como um carrossel brilhante, com ingressos limitados.

Assim, Marcos se vê enredado em uma ironia cruel: trabalha incansavelmente para alcançar um ideal de sucesso, felicidade e propósito que parece sempre estar além do seu alcance, enquanto a febre consumista é vendida como a cura para todos os males. Essa é a realidade dos nossos dias. Uma busca sem fim por novidades, em que a única vitória certa é o esgotamento.

Agora eu proponho um desafio: que possamos olhar além dos clichês do mundo corporativo e enxergar o trabalho não como um fardo, mas como uma parte significativa da vida, que merece ser vivida com paixão, não com dor. E que possamos reconhecer que a verdadeira produtividade não vem de horas trabalhadas, mas da qualidade de vida que sustentamos.

Afundando na Matrix

Conheça Clara, uma profissional de alta performance que respira o ar rarefeito da eficiência. Ela é prisioneira de um paradoxo: sua mente clama por desconexão, mas seus dedos são escravos do deslizar constante na tela do smartphone. Clara sofre de *scrolling addiction*, ou vício em rolagem de aplicativos, e está contaminada pelo FOMO (*Fear of Missing Out*), o medo de "perder algo" ou de "estar por fora".

A ironia é que, enquanto Clara busca escapar da realidade pelo digital, estudos mostram que o lazer digital por mais de três horas diárias pode levar a sentimentos depressivos, além de aumentar os comportamentos violentos e a solidão.[6]

Clara, a rainha da multitarefa, está agora se afogando em um mar de distrações digitais, no qual as ondas do excesso de tela levam à procrastinação de outras tarefas e ignoram formas de lazer mais enriquecedoras. Nessa jornada, a obesidade e o sedentarismo são o troféu para o maior tempo de tela, e a instabilidade emocional é o prêmio de consolação.

Enquanto isso, a indústria digital, como um mago moderno, pegou o conceito de flow — um estado de imersão e foco total em uma atividade que deveria ser para o bem — e o transformou em algo viciante e perverso. Clara, a nossa moderna Alice, caiu na toca do coelho digital e descobriu um mundo onde a tela é usada menos para conexão e mais como distração, um ócio passivo que, em vez de enriquecer, esvazia.

E, assim, Clara está presa a um ciclo sem fim, uma verdadeira maratona de marasmo, na qual a linha de chegada é sempre mais um post, mais uma notificação, mais um vídeo viral.

A questão persiste: o que Clara realmente busca nesse abismo digital? Será a conexão genuína ou apenas uma distração do vazio que ecoa em sua vida off-line?

O paradoxo é palpável.

A internet, que prometia ser uma ponte para novos horizontes, tornou-se uma âncora, pesando sobre os ombros de quem não consegue desligar.

A cada toque na tela, a cada deslizar de dedo, Clara sente o peso da Matrix digital que prometeu liberdade e entregou confinamento. Ela não está sozinha em sua jornada. Somos uma legião de Claras e Marcos, navegando na esperança de encontrar um porto seguro onde possamos ancorar nossos navios digitais e apenas ser. Onde o FOMO se dissolve no real prazer da presença e o fluxo do digital não determina o ritmo dos nossos corações.

Clara é a guerreira da eficiência, cuja armadura digital é feita de notificações e atualizações. Ela está embebida em um oceano de dados, no qual o Brasil surge como o terceiro país que mais consome redes sociais em todo o mundo,[7] uma maré que não recua, apenas avança com mais força a cada dia.

Os brasileiros, como Clara, dedicam-se fervorosamente ao altar digital, com uma média de conexão, segundo um levantamento da Comscore, de impressionantes 46 horas por mês por usuário em plataformas como YouTube, Facebook e Instagram,[8] que dominam o palco digital com sua audiência maciça. Clara, como muitos, cai na armadilha do *scrolling addiction*, em que o simples ato de rolar a tela se torna uma sinfonia de dopamina.

Byung-Chul Han, o filósofo da era digital, nos fala de uma sociedade do cansaço,[9] na qual a agitação constante da conexão leva à perda de referências. E essa perda se reflete em como o conceito de flow, que deveria simbolizar a imersão e a alegria em atividades de profundo engajamento, foi subvertido. A indústria digital capturou esse estado e o transformou em uma ferramenta de engajamento, moldando nossos comportamentos e hábitos em uma busca incessante por mais.

No Brasil, essa realidade é amplificada pela desigualdade social e econômica. A promessa de uma vida melhor é vendida em cada tela brilhante, cada aplicativo viciante, cada serviço que promete conectar, mas frequentemente isola. A tela é um escape, um portal para um mundo onde a pobreza e a divisão social podem ser momentaneamente esquecidas. Uma fuga ilusória, uma tentativa de curar o sintoma, mas não a doença.

Clara — e tantos outros — está presa a essa Matrix digital e a desconexão se torna, então, um ato de resistência, um passo corajoso em direção a uma realidade mais autêntica, na qual somos definidos não pelas notificações que recebemos, mas pelos momentos significativos que vivemos. Aliás, não é apenas um ato de resistência; é um ato de redenção. É o reconhecimento de que não somos máquinas de consumo de conteúdo, mas seres humanos ansiando por momentos de verdadeira conexão. Afinal, como podemos encontrar a nós mesmos se estamos perdidos em um mar de algoritmos desenhados para nos manter navegando sem rumo? Como centenas de milhares de habitantes deste planeta azul, Clara tem diante de si o desafio da desconexão. Não é fácil, mas é necessário.

É hora de reivindicar nossas mentes, nossos corações e nosso tempo. É hora de desligar, desconectar e redescobrir o mundo à nossa volta, onde cada momento é precioso e cada respiração é uma oportunidade de viver plenamente, longe das garras do digital que nos seduz e nos engana.

Sem pensamento crítico — desconfiando de tudo e de todos, até de si mesmo, de escolhas e hábitos —, é difícil encontrar o caminho para fora da Matrix digital e redescobrir o mundo em sua forma mais pura, na qual a vida é medida não pelo número de curtidas, mas pela profundidade das experiências que vivemos e compartilhamos com aqueles que importam. Lembrando que a desconexão não é uma perda, mas um ganho — um retorno à realidade, à humanidade e ao ritmo natural da vida que flui além da tela.

FAÇA AGORA #1: AUDITORIA DE 24 HORAS

TEMPO: 5 minutos

OBJETIVO: Mapear seus cativeiros pessoais

- Pegue seu celular AGORA
- Vá em "Tempo de tela" (iOS)
  ou "Bem-estar digital" (Android)
- Anote os três aplicativos que você mais usa:

App 1: .... (....... h por dia)
App 2: .... (....... h por dia)
App 3: .... (....... h por dia)

Reflita:
Quanto dessa atenção é ESCOLHA versus VÍCIO?

Decisão:
Escolha um aplicativo para reduzir 50% hoje mesmo.

Sobrevivendo ao tsunami de informações

Antes do meu filho nascer, eu já havia sido escolhido como pai pelo algoritmo. Antes de o primeiro choro ecoar pelo mundo, o ciberespaço já estava ciente desse meu novo papel, fazendo com que os dados sobre paternidade fluíssem em minha direção como um rio caudaloso. Anúncios de fraldas, brinquedos e promessas de parentalidade perfeita me cercavam com a precisão de um arqueiro. Eu fui alvejado por uma tempestade de informações que prometia segurança e felicidade, mas que, no fundo, vendia mais do que apenas produtos — ansiedade e culpa pesavam no pacote.

Essa sobrecarga de informações, como um tsunami implacável, não apenas me inundou com possibilidades, mas também me afogou em um mar de expectativas irreais. Cada artigo, cada blog, cada vídeo parecia gritar que, se eu não seguisse os conselhos ao pé da letra, estaria falhando com o meu filho. E assim começa o paradoxo da economia da "felicidade" — uma terra arrasada, tóxica, onde ser feliz não é mais um estado de ser, mas um conjunto de obrigações, metas e exercícios meticulosamente orquestrados. Uma terra onde até os monges fazem lives patrocinadas por produtos de beleza ou se tornam patronos de cervejarias com históricos severos de assédio moral.

A ironia de ser bombardeado por informações que se dizem libertadoras, mas que aprisionam, não escapa à minha percepção. Estamos em uma era em que a felicidade é mercantilizada, embalada e vendida em doses mensuráveis. A sociedade positiva de hoje não tolera o negativo, mas, ao mesmo tempo, essa negação do negativo nos impede de experienciar a verdadeira felicidade, pois ela se torna apenas mais uma demanda, mais um produto.

Nesse contexto, o paradoxo da economia da felicidade se torna aparente. Ela nos vende um ideal que é inatingível, criando um território tóxico de obrigações e metas. Somos induzidos a acreditar que a felicidade é algo que pode ser comprado, que pode ser medido, que pode ser alcançado por meio de "exercícios" e "metas". Mas a realidade é que a felicidade genuína é frequentemente ofuscada por essa incessante necessidade de consumir, de fazer, de ser algo que os outros esperam.

Antes mesmo do nascimento do meu filho, o algoritmo já havia traçado um perfil sobre a minha paternidade. Antes que eu pudesse contemplar as maravilhas e os desafios de ser pai, o cibermundo já determinava o que eu precisava: de carrinhos de bebê a fórmulas especiais. Eu me via navegando em um oceano de dados, em que cada onda trazia um anúncio, cada maré trazia um alarme, todos programados para explorar minha vulnerabilidade emocional e me convencer da necessidade de consumir. Esse volume de informações não apenas sobrecarrega nossa capacidade de retenção, mas também afeta diretamente nossa memória e nosso estado emocional.

O cérebro, sob constante bombardeio, pode lutar para manter as informações relevantes e descartar as triviais, uma luta que se torna cada vez mais desafiadora à medida que o fluxo de dados cresce. As organizações de saúde alertam sobre os efeitos deletérios desse excesso no nosso bem-estar mental.[10] O estigma que ainda cerca os transtornos mentais agrava ainda mais o problema, impedindo muitos de buscar o apoio necessário. A recomendação é clara: limitar o tempo em redes sociais, selecionar cuidadosamente as fontes de notícias e encontrar momentos para desconectar são práticas essenciais para preservar a saúde mental.

Retirar-se desse ciclo vicioso requer uma abordagem multifacetada que vai além da simples desconexão. É uma reavaliação da nossa relação com a informação, uma reconexão com o que realmente importa e uma rejeição da noção de que o nosso valor e a nossa felicidade são determinados pelo tanto que consumimos ou pelo tanto que produzimos.

Cabe a nós aprender a navegar com discernimento. A felicidade não está no próximo clique, no próximo *swipe*, no próximo post. Está nos momentos de silêncio compartilhados com o nosso filho, está na pausa para respirar e estar presente, está na capacidade de estar completamente desconectado e, ainda assim, sentir-se inteiramente conectado com a vida.

A eterna promessa do bem-estar e da felicidade

A ilusão da multitarefa de João, a farsa da alta produtividade de Ana, o hiperconsumo de Marcos e a hiperconectividade de Clara são características comuns dos tempos em que vivemos. Então, qual é o problema?

> Miramos no bem-estar e na felicidade
> e acertamos na frustração, na exaustão,
> na procrastinação e na ansiedade.

Essa história começa na Idade da Pedra — para ser mais preciso, na última fase desse período, chamado de Neolítico, caracterizado por mudanças profundas no modo de vida dos seres humanos.

Até então, nossos ancestrais eram nômades. Conhecidos como caçadores-coletores, eles se deslocavam o tempo todo, como você já deve imaginar, caçando e coletando. Não tinham residência fixa, porque a busca de alimento para a subsistência conduzia as suas rotinas. Formavam grupos coesos, com um propósito compartilhado e um conhecimento constantemente aperfeiçoado sobre geografia e biologia, de modo a obter da natureza o que precisavam e garantir a sobrevivência.

Não se engane: a vida era bem mais cruel do que é hoje — e não me refiro somente à impossibilidade de conseguir um prato de comida com um único clique ou à ausência de energia elétrica para pedir à Alexa ou à Siri para desligar a luz ou aumentar o som, mas ao fato de os nossos ancestrais viverem expostos às intempéries do tempo e aos perigos da selva.

A primeira grande revolução humana — e para vários especialistas, a mais importante até hoje — aconteceu justamente quando o homem passou a manipular o meio ambiente de acordo com suas necessidades. Em nome do bem-estar e da felicidade, os grupos deixaram de zanzar mundo afora para dominar a produção de alimentos e domesticar animais. Começaram a surgir, então, as primeiras vilas e cidades. A vida se tornou mais confortável, mas também mais... sedentária!

Veja só: o *Homo sapiens* já havia aprendido a cozinhar os alimentos, o que lhe poupou muita energia ao tornar a digestão mais fácil e permitir a absorção de mais nutrientes. Com o desenvolvimento da agricultura, ele deixou de cruzar grandes áreas e de se manter permanentemente em movimento, atrás de comida. Tudo o que ele precisava estava bem ali, no seu quintal, a partir da manipulação de sementes e do solo, além de mais ferramentas e instrumentos.[11]

Diversas frentes de estudo sugerem que, assim como o cozimento dos alimentos pelo *Homo erectus* está relacionado ao desenvolvimento de novos neurônios, abrindo as portas para o aprendizado e o crescimento humano,[12] a primeira Revolução Agrícola também provocou diversas mudanças no corpo humano — a começar pela carência nutricional e os primeiros sinais de estresse.[13]

Afinal, mais do que um novo estilo de vida, surgiu a necessidade de organizar essa nova sociedade — tanto para resolver o que fazer com o excedente da produção quanto para gerenciar uma população que não parava de crescer. "Antes da Revolução Agrícola, a população humana do planeta inteiro era menor do que a de São Paulo hoje", explica Yuval Noah Harari, em *Sapiens*.[14]

As mudanças ocorreram em série, uma puxando a outra: estabeleceu-se uma nova economia, o pertencimento ao grupo foi colocado em xeque pela estratificação social, a acumulação de riquezas passou a se concentrar nas mãos dos "chefes" ou "líderes", a especialização do trabalho e das tarefas tomou forma. As habilidades humanas se transformaram, mas não se tornaram necessariamente mais sofisticadas do que as dos caçadores-coletores, cujo instinto de sobrevivência exigia, como já foi dito, um amplo repertório de conhecimento sobre o mundo interno e externo. Isso explicaria, segundo alguns pesquisadores, por que o cérebro humano diminuiu de tamanho em relação aos nossos ancestrais.[15]

> "Em vez de prenunciar uma nova era de vida tranquila, a Revolução Agrícola proporcionou aos agricultores uma vida em geral mais difícil e menos gratificante que a dos caçadores-coletores. Estes passavam o tempo com atividades mais variadas e estimulantes e estavam menos expostos à ameaça de fome e doença. A Revolução Agrícola certamente aumentou o total de alimentos à disposição da humanidade, mas os alimentos extras não se traduziram em uma dieta melhor ou em mais lazer. Em vez disso, se traduziram em explosões populacionais e elites favorecidas. Em média, um agricultor trabalhava mais que um caçador-coletor e obtinha em troca uma dieta pior. A Revolução Agrícola foi a maior fraude da história", explica Harari.

Idealizada para ser mais fácil, a vida começou a ganhar camadas e mais camadas de complexidade, impulsionadas pela imaginação e pela ganância do homem. Estudiosos com os mais diferentes saberes delinearam as mudanças da sociedade, que se tornou cada vez mais "deslumbrada pela abundância de sua crescente fertilidade e presa ao suave funcionamento de um processo interminável", como alertou Hannah Arendt, em *A condição humana.*[16]

Cada revolução foi motivada por melhorias nas condições humanas e, muitas vezes, impulsionada pelo desejo de libertação de cativeiros que, em vez de bem-estar, causavam mais sofrimento. A utopia da abundância, alimentada pela economia clássica, prometeu que, com o avanço tecnológico e o crescimento contínuo da produtividade, todos nós viveríamos um dia sem as amarras da escassez.

> A ideia central, lá atrás, era simples e sedutora: se produzirmos mais, se organizarmos bem os recursos, se confiarmos na capacidade do mercado de equilibrar oferta e demanda, o problema econômico fundamental será resolvido.

Adam Smith, em sua obra monumental *A riqueza das nações*, acreditava que, com a divisão do trabalho e a especialização, a produtividade aumentaria indefinidamente, beneficiando a todos. Haveria riqueza para todos e, com ela, a liberdade para finalmente dedicarmos nossas vidas ao que realmente importa: o propósito, a arte, a vida plena.[17]

Mas o que não se previu claramente é que o aumento contínuo da produtividade, longe de nos libertar, criou formas de escravização — mais sutis e mais sofisticadas. O que Smith talvez não tenha previsto é que a própria lógica de crescimento econômico contínuo não conhece limites. Ela não tem um ponto de chegada. E mais: ela engendrou uma força irmã, a publicidade. E foi aqui que as coisas começaram a desmoronar.

Se a promessa original era a de que, uma vez atendidas as necessidades básicas, a abundância nos liberaria para o tempo livre, o ócio criativo, a arte e o lúdico, o que aconteceu foi o contrário: a máquina da economia moderna, longe de atingir um equilíbrio entre oferta e demanda, desenvolveu um mecanismo perverso — a criação contínua de novas necessidades. A publicidade, como braço operacional dessa lógica de expansão sem fim, gera um fluxo constante de desejos, mantendo o indivíduo sempre um passo atrás, eternamente insatisfeito, sempre em busca de algo mais.

O que antes era um produto de luxo torna-se, de repente, uma necessidade básica. O tempo que deveria ser liberado pelo avanço produtivo é ocupado não por experiências genuínas, mas pela busca incessante por consumir mais, produzir mais, alcançar mais.

John Stuart Mill, outro grande nome da economia clássica, tinha uma visão interessante sobre o limite do crescimento. Em sua obra *Princípios de economia política*, ele defendeu que a economia poderia chegar a um "estado estacionário", em que o crescimento material deixaria de ser a prioridade, e a sociedade poderia se dedicar a objetivos mais nobres, como cultura, arte e bem-estar no geral.[18]

Para ele, a busca pelo crescimento não era um fim em si, mas um meio para alcançar um estado mais pleno de existência humana. Porém, a realidade se desenrolou de maneira muito diferente da visão de Mill. A economia capitalista, ao contrário do que ele imaginava, não estacionou, e a busca pelo crescimento contínuo se tornou a regra, criando uma máquina que nunca para de moer.

A produtividade, longe de nos dar tempo livre, nos prendeu a um ciclo incessante de produção e consumo. Então, na prática, estamos cada vez mais distantes da liberdade prometida pela utopia da abundância.

E onde ficou o play — aquele estado em que motivação, espontaneidade, engajamento e diversão tomam conta — nisso tudo? Onde está o espaço para a verdadeira liberdade criativa e lúdica que, em teoria, seria o grande prêmio da modernidade? A resposta, infelizmente, é que esse espaço foi devorado pela mesma lógica que prometia criá-lo.

A busca incessante pela eficiência econômica transformou o tempo livre em mais uma commodity, em mais um espaço a ser ocupado pela produtividade.

O que vemos hoje é uma sociedade que não para de se ocupar — e quando finalmente desacelera, o faz em frente a telas, consumindo entretenimento passivo, projetado para capturar nossa atenção por algoritmos que maximizam o engajamento, mas não a liberdade criativa.

Onde, então, ficou o espaço para o play, esse estado tão essencial, tão básico para nossa realização pessoal? Ele foi sequestrado, postergado para um futuro ideal que nunca chega. A verdade é que fomos levados a acreditar que o play, o propósito, a vida criativa e livre estariam disponíveis quando o trabalho estivesse terminado, quando a economia estivesse forte o suficiente.

Mas e se esse momento nunca chegar? A máquina produtiva não tem data para parar. O crescimento econômico contínuo — essa espinha dorsal da economia moderna — não prevê uma linha de chegada, e muito menos um espaço dedicado ao play. Pelo contrário, ele precisa que estejamos sempre correndo, sempre produzindo, sempre insatisfeitos, sempre esperando o momento certo para, então, começar a viver.

Não estou desmerecendo o progresso econômico, social e tecnológico obtidos com as revoluções causadas pelo homem. O aumento da expectativa de vida é prova indiscutível disso. Contudo, a exaustão crônica e os demais efeitos colaterais vividos por João, Ana, Marcos e Clara não estavam previstos e continuam a ser ignorados ou estigmatizados por um sistema e uma sociedade que não se cansam de querer mais.

A partir da terceira Revolução Industrial, conhecida como Revolução Técnico-Científico-Informacional, o mundo passou a viver uma aceleração de processos econômicos, culturais e sociais jamais vista. O que antes levava séculos para acontecer agora ocorre em anos, fortalecendo uma visão de curto prazo, que permeia não só o apetite de crescimento das organizações, mas também a mentalidade, a atenção e os desejos das pessoas.

O filósofo Gilles Lipovetsky chamou de hipermodernidade essa realidade acelerada e repleta de superlativos, movida pelo medo da escassez e do vazio, em um ciclo vicioso de ambiguidades e contradições, em nome da produtividade e da plenitude.

Essa cultura de superlativos guia, educa, deprime, promove, define e cancela estilos de vida, escolhas, propósitos e comportamentos em nome do sucesso instantâneo e da felicidade efêmera.

Persuasivo e envolvente, esse sistema fragmenta a identidade, deturpa valores e suprime o livre-arbítrio, substituindo a curiosidade e o senso crítico humanos por uma servidão neurológica, que provoca isolamento e desconexão, comprometendo silenciosamente a nossa saúde física e mental.

Lipovetsky caracterizou a hipermodernidade como a arena do hiperconsumo, do hiperindividualismo e da hiperconectividade. Esse apetite voraz cria ondas de instabilidade, contradições e superficialidade, alimentando um mundo de desejos falsos e lançando o homem em um ciclo de eterna frustração. A dependência da tecnologia, orquestrada por um sistema econômico manipulativo e excludente, fomenta as epidemias de transtornos mentais, consequência de uma sociedade desconectada de si mesma.

"De um lado os indivíduos, mais do que nunca, cuidam do corpo, são fanáticos por higiene e saúde, obedecem às determinações médicas e sanitárias. De outro, proliferam as patologias individuais, o consumo anônimo, a anarquia comportamental", enfatiza o filósofo francês em *Os tempos hipermodernos.*[19]

No próximo capítulo, vamos passear pelos cativeiros neurológicos sustentados pelos tsunamis de informação, tarefa e responsabilidade e desenhados para sugar a autonomia, alimentando um sistema que beneficia poucos e elimina as habilidades naturais do ser humano, distanciando-o da felicidade e do bem-estar.

FAÇA AGORA #2: DETOX DE NOTIFICAÇÃO

TEMPO: 10 minutos.

OBJETIVO: Recuperar a soberania sobre a sua atenção.

- Pegue seu celular AGORA
- Vá em Configurações > Notificações
- Desative TODAS as notificações, exceto: Ligações, SMS de família, 1 app de emergência de trabalho
- Remova ícones de redes sociais da tela inicial
- Configure: Modo "Não Perturbe" das 20 horas às 8 horas

Conseguiu? Como se sentiu?

CAPÍTULO 2

A SOCIEDADE DOS ZUMBIS: OS CATIVEIROS NEUROLÓGICOS

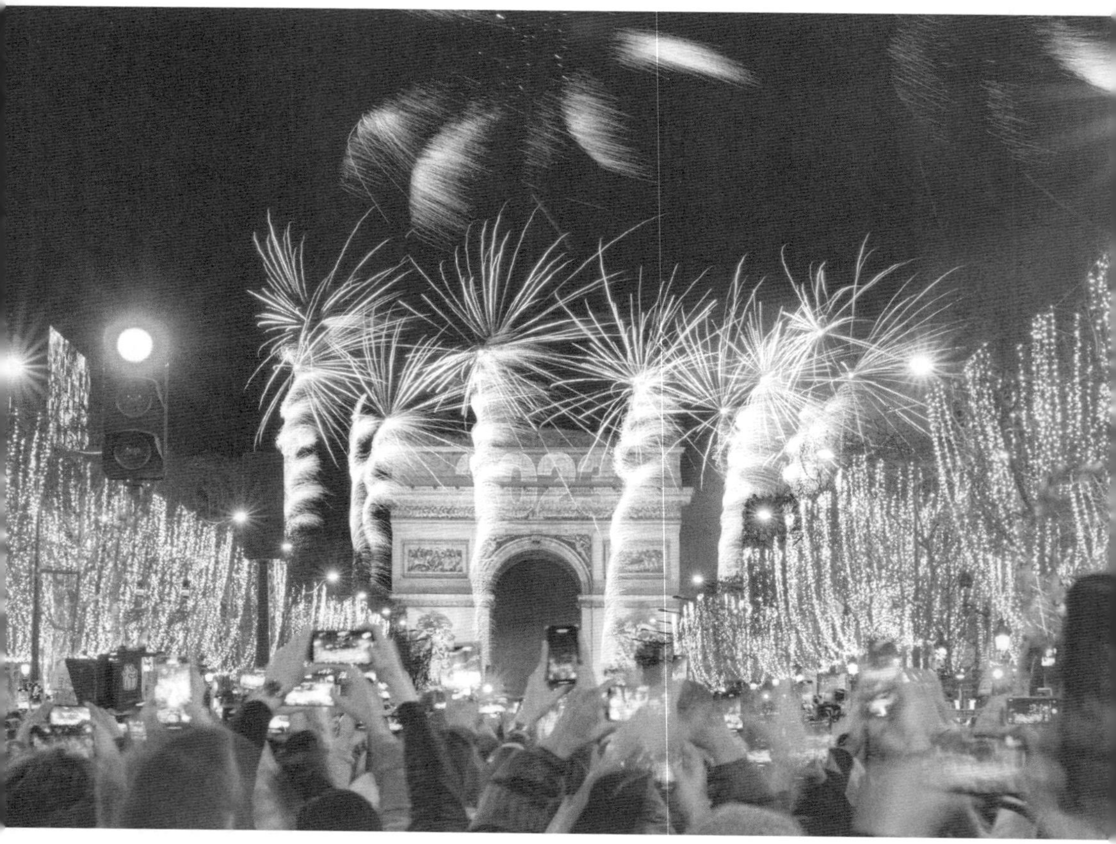

O relógio marca meia-noite e o céu se enche de luzes. Não é apenas um novo ano que nasce, mas uma promessa — de mudanças, de felicidade, de um futuro melhor.

À medida que os celulares se erguem e os olhos se fixam na tela, porém, um novo fenômeno ocorre: a ilustração anterior recria uma foto da multidão reunida ao redor do Arco do Triunfo, em Paris, para receber o ano de 2023. É uma janela para o paradoxo contemporâneo: a busca pela experiência autêntica e o impulso de mediar essa experiência por meio da tecnologia. E tem sido assim de lá para cá. Essa imagem se repete cada vez mais, com mais celulares e menos abraços.

Imagine o esforço e o custo que cada pessoa ali presente investiu para ser testemunha desse evento. Para muitos, pode ter sido o culminar de um sonho, um item riscado da lista de desejos, uma aventura planejada com antecedência e expectativa. O Arco do Triunfo, iluminado e majestoso, serve de pano de fundo para o que deveria ser um momento de pura celebração e presença.

No entanto, o brilho das telas de smartphones compete com as luzes da festa. As pessoas estão ali, mas ao mesmo tempo não estão; física e financeiramente presentes, mas psicológica e emocionalmente ausentes, presas a algum lugar entre o aqui e o agora. Consciente ou inconscientemente, a experiência só faz sentido se compartilhada no mundo digital.

Essa cena reflete uma nova forma de consumo: o consumir para produzir conteúdo. O valor da experiência é, parcial ou totalmente, influenciado pelo potencial de compartilhamento e de apreciação virtuais. Para muitos, ser "instagramável" é a nova medida de interesse e sucesso na vida.

Esse fenômeno pode ser entendido como uma consequência da sociedade da performance, na qual o *ser* é frequentemente substituído pelo *parecer*, e o *viver*, pelo *mostrar*. As experiências tornam-se commodities, e momentos como a virada do ano em um dos lugares mais bonitos e caros do mundo transformam-se em oportunidades para a criação de conteúdo Essa dinâmica pode levar as pessoas a se sentirem em uma encruzilhada: viver para si ou viver para a audiência de suas redes sociais.

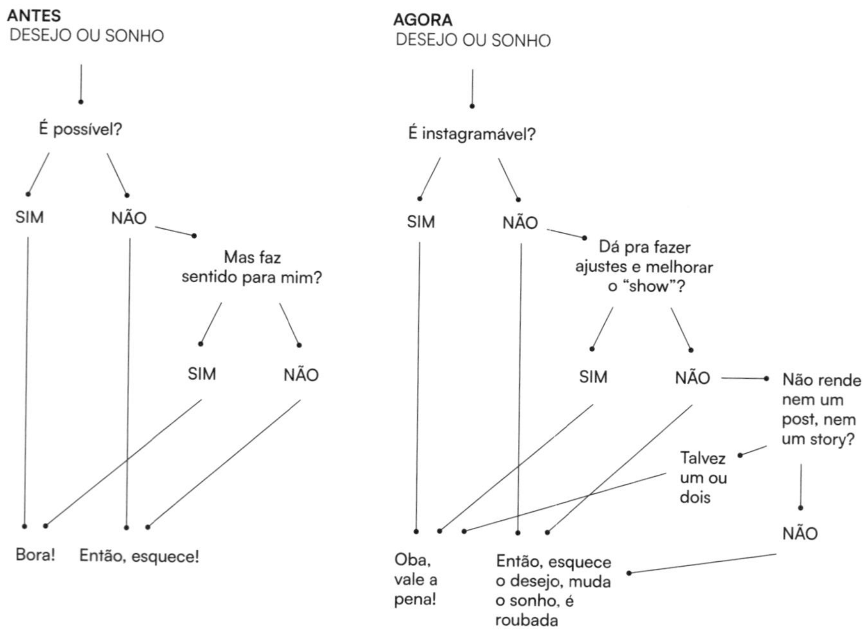

Figura 1 — O filtro dos desejos e dos sonhos

Fonte: Elaborada pelo autor.

Essa história começa em uma era em que a tecnologia não era apenas uma ferramenta, mas um portal para infinitas possibilidades. As pessoas descobriram que podiam capturar, compartilhar e reviver cada momento de suas vidas. Lentamente, essa capacidade se transformou em compulsão.

A ideia de "se não está público e na rede, é porque não aconteceu" passou a governar as mentes e os comportamentos humanos. Caímos em cativeiros psicológicos. Tornamo-nos habitantes das neuroprisões não porque fomos subjugados por algum mestre externo, mas porque nossas próprias redes neurais foram recondicionadas a ansiar pela dopamina — o hit químico associado a novos gostos, comentários e compartilhamentos.

Estudos mostram que cada curtida, comentário ou nova mensagem ativa nosso sistema de recompensa, prendendo-nos a círculos viciosos.[1] Não somos mais apenas usuários de tecnologia; somos produtos refinados, cuidadosamente moldados para atender às demandas de um algoritmo que nunca dorme.

A experiência do agora, tão rica e pulsante, foi trocada por pixels. Assim, nos tornamos prisioneiros de uma narrativa que exige validação constante. Não vivemos mais para sentir, mas para registrar.

O momento presente, rico em potencial para experiência e apreciação sensoriais, começou a perder sua cor para a tela brilhante do conteúdo digital. Os neuroaprisionados, embora fisicamente presentes em eventos como o capturado pela imagem em Paris, tornaram-se cada vez mais ausentes.

O zumbido suave dos smartphones e o brilho de notificações emergentes tornaram-se o coro de fundo de suas existências.

Viver o momento foi substituído por um desejo insaciável de documentar, de produzir conteúdo, de criar uma narrativa editada de nossas vidas para o consumo público.

Cada flash de câmera, cada clique do obturador digital tornou-se um tijolo na parede que separa os cativeiros neurológicos da realidade não filtrada. Eventos, experiências e até relações começaram a ser vistos através de lentes digitais, como se a vida real necessitasse de validação por meio de uma tela.

E aí, quem é você nessa multidão?

O grande teatro social: quando todos usam máscaras

Era uma vez um psicólogo — uma estrela cintilante no cosmos digital. Um virtuoso da neurociência, com uma biblioteca mental que transbordava de livros, artigos e pesquisas. Ele não apenas caminhava pelos corredores do conhecimento, ele os decorava com a maestria de quem conhece cada atalho, cada segredo oculto.

Porém, sob o véu desse erudito, residia um mestre de outra arte: a de vender esperança embalada como ciência — fórmulas para "hackear" a mente, promessas de uma felicidade que você poderia quase tocar, se não fosse tão etérea.

Esse psicólogo é o avatar de uma crise ética profunda nas áreas da saúde e do cuidado, em que o bem-estar é mercantilizado em um palco onde todos são atores — e todos estão igualmente exaustos.

Mas o que acontece quando a máscara cai?

Quando o teatro escurece e o show termina?

O que resta além da maquiagem e dos aplausos?

Nesse espaço virtual, esse psicólogo se tornou um fenômeno não apenas pela sabedoria que espalha. Sua fama vem da habilidade de vender a ilusão de que existe sucesso — e de que ele está no controle e, mais do que isso, na performance.

Essa crise ética do cuidado vai além dos gabinetes terapêuticos e invade os espaços onde corpos são esculpidos e vidas são moldadas pelo culto à performance.

É um espetáculo em que as máscaras da saúde são usadas para encobrir as fissuras causadas por uma cultura que valoriza o físico em detrimento do psíquico, a imagem em vez da essência.

Médicos e especialistas vêm ganhando notoriedade em podcasts sobre fisiculturismo, normalizando o uso de anabolizantes em nome da "saúde" e do "esporte". Só que o que realmente promovem é uma performance que pode custar a vida.

No tabuleiro do sucesso, a imagem é o rei, enquanto a essência é um peão sacrificável.

A pergunta que reverbera nas paredes de nossas consciências é:

Estamos optando por acelerar a morte em vez de viver fora do domínio da performance?

Eu me lembro bem do dia em que entrei em uma loja para comprar um novo par de sapatos, algo que outrora seria uma tarefa corriqueira, mas que acabou se tornando uma verdadeira odisseia.

Fui recebido por um vendedor que, exibindo um sorriso afável, começou a me explicar sobre a importância de escolher o calçado certo. Até ali, tudo bem. Mas, em poucos minutos, a simples escolha de um par de sapatos tornou-se uma aula intensiva sobre biomecânica, otimização de performance e as mais recentes inovações em materiais que prometiam me fazer correr mais rápido, pular mais alto e, quem sabe, até mesmo resolver meus problemas existenciais.

Saí da loja com um tênis de corrida ultratecnológico e, confesso, nunca corri com ele. Ele está lá, na minha sapateira, quase intacto, me lembrando, a cada vez que o vejo, do peso da decisão que tomei naquele dia.

Não parou por aí.

Em outra ocasião, fui comprar uma bicicleta. Era para ser simples, certo? Eu só queria pedalar pelo bairro, talvez para relaxar um pouco ou para me deslocar de um ponto a outro sem me preocupar com o trânsito.

Mas logo me vi envolvido em uma conversa interminável sobre o ano do modelo, a geometria do quadro, a posição ideal do selim, o alinhamento perfeito do guidão. Era como se eu estivesse me preparando para competir no Tour de France, e não para dar umas voltas despretensiosas no quarteirão de casa.

Hoje a bicicleta está encostada, acumulando poeira. E pensar que eu só queria sentir o vento no rosto, mas acabei preso a uma teia de informações que, no fim das contas, só aumentaram minha ansiedade.

E então houve o episódio do colchão. Afinal, dormir bem é fundamental, não? Foi o que pensei quando entrei naquela loja. O que eu não esperava era ser bombardeado com termos científicos, medições de densidade, coeficientes de resiliência e uma infinidade de detalhes que mais confundiram do que ajudaram. Saí de lá com um colchão que, na teoria, deveria me proporcionar o sono dos anjos. Ironicamente, minhas noites de sono se tornaram ainda mais inquietas, assombradas pelas escolhas que fiz. Sinto-me mais exausto do que nunca, acumulando as frustrações de não ser um bom corredor nem ciclista e, ainda, de dormir mal.

Essas experiências, que certamente não são exclusivas minhas, ilustram de forma clara e inegável os grandes fatores sociais e culturais que têm nos levado a esse estado de exaustão crônica: a obsessão pela produtividade, a hiperespecialização e a tirania da venda.

Vivemos uma versão moderna dos jogos de gladiadores, em que a arena é o próprio corpo e os leões são as consequências mortais do abuso de substâncias.

Melhore o seu desempenho. Supere os seus limites.

Transforme-se!

Esses são os hinos dessa nova religião do culto ao corpo. E, nesse fervor quase religioso, jovens e velhos são convertidos todos os dias, escolhendo acelerar suas vidas a uma velocidade que os seus corpos não podem suportar, seguindo em uma direção que os leva ao encontro inexorável e prematuro com a finitude física e mental.

Nesse teatro social, a verdade é uma atriz coadjuvante, e a ilusão é a estrela do show. Vende-se a ideia de que se pode fugir da mortalidade, de que se pode vencer o tempo, com músculos inflados e veias salientes. Mas o que não se diz é que cada seringa de anabolizante pode estar injetando mais do que hormônios, pode estar retirando os grãos de areia que aceleram a ampulheta da existência.

E a morte, essa dama indiferente, não se comove com os músculos esculpidos nem com os troféus na estante. Ela não espera convites nem aceita adiamentos. Enquanto muitos escolhem o excesso em busca de uma vida plena de reconhecimento e aplausos, podem estar, sem saber, assinando um pacto em que o preço final é a própria vida.

Qualquer semelhança com os fisiculturistas corporativos não é mera coincidência. Sim, eles também estão nos escritórios, bombando startups e multinacionais, gabando-se de jornadas de dezesseis horas por dia, ao custo de breves cochilos em sacos de dormir, litros e mais litros de bebidas ditas funcionais e cartelas de pílulas de inteligência. Tudo isso para driblar o estresse e beber na fonte da meritocracia, acelerando o crescimento dentro da cadeia.

Uma pesquisa com executivos do país revelou que essa "vantagem injusta" é um caminho certeiro para aguentar a pressão, bater metas e atingir a alta performance.[2]

Pergunto: a busca incessante pela performance e pelo reconhecimento vale o risco? Ou será que é hora de remover as máscaras e ver além dos reflexos das medalhas, dos títulos e dos espelhos das academias e das corporações?

Para isso, é preciso redefinir o que significa ser saudável, valorizar a mente tanto quanto o corpo, entender que um coração saudável não é apenas aquele que bate no ritmo certo, mas aquele que segue o compasso da vida autêntica, não performática.

No Brasil, onde a pressão econômica e social cultiva um terreno fértil para os "mercadores de felicidade", a busca pelo *shape* ideal se torna um desejo perigoso.

Jovens são seduzidos por um ideal de beleza e força, impulsionados por figuras públicas que, embora eu acredite que alguns sejam bem-intencionados, frequentemente reforçam a "performatização" da vida e a produtividade física como medidas de valor e felicidade.

Nos corredores dos centros de concurso e nas universidades, uma nova performance está em cartaz: a superação do humano pelo humano. É aqui que estudantes e concurseiros, em uma tentativa desesperada de se manterem à superfície na maré alta da competição, recorrem a substâncias como a ritalina — o elixir moderno da concentração. Esse medicamento, prescrito para o tratamento do Transtorno do Déficit de Atenção com Hiperatividade (TDAH), promete um foco inabalável e uma atenção inquebrantável.

O uso indevido desses psicoestimulantes tem se alastrado pelas universidades e pelos grupos de concurseiros do país, com muitos adotando a prática sem diagnóstico ou prescrição médica. E, enquanto o metilfenidato agita o sistema nervoso, liberando dopamina e noradrenalina, a cultura do desempenho celebra esse doping intelectual como um rito de passagem para o sucesso.

As consequências? Efeitos colaterais graves, como dores de cabeça, convulsões e alterações cardíacas, são apenas a ponta do iceberg. Há um preço oculto, uma transação na qual a saúde, em longo prazo, é trocada por horas a mais de estudo, por um rendimento que, na realidade, poderia ser alcançado por meio de métodos mais saudáveis e sustentáveis.

Escolher o caminho da medicação sem necessidade médica é, novamente, abraçar um paradoxo em que se acelera a vida para, ironicamente, aproximar-se da morte. Venera-se a performance, mas se sacrifica a essência. É um teatro de horrores no qual se aplaude a resistência e se vai ao delírio com a produtividade, ignorando o custo humano envolvido.

A ética da profissão do cuidado é subvertida quando os guardiões da saúde se tornam vendedores de sonhos estéticos. Nessa subversão, há uma negação da responsabilidade do impacto dessas influências sobre o comportamento e o bem-estar em geral.

Eu mesmo questiono o fato de que, embora a psicologia positiva tenha se esforçado para popularizar pesquisas sobre bem-estar, sua simplificação para fórmulas de felicidade desconsidera, muitas vezes, a complexidade e a singularidade da experiência humana, tornando-se um terreno fértil para os "pescadores de ilusões" dos nossos dias.

Martin Seligman, um dos fundadores da psicologia positiva, com a promessa de uma "fórmula para a felicidade", queria democratizar o bem-estar.[3] Mas, em um ato de malabarismo acadêmico, essas ideias foram diluídas, destiladas em uma poção simplista que promete alegria como uma equação matemática. E assim, a vida é reduzida a uma performance, na qual o script é escrito por outros e o propósito é um produto no final de um funil de vendas.

Então, como podemos desmascarar esse teatro e resgatar a ética no cuidado com a saúde?

Como podemos promover um cuidado que transcenda os padrões estéticos e aborde a saúde em sua totalidade?

É hora de tirar as máscaras e ver o teatro pelo que ele realmente é: uma linda arte, sim, mas não a vida.

A vida, meus caros, é o que acontece quando as cortinas se fecham e você está sozinho com os seus pensamentos, os seus sonhos e, sim, a sua realidade.

Assim, sob o brilho caleidoscópico da tela, nosso psicólogo vira mais um rato na esteira da produtividade, perpetuamente perseguindo um queijo que parece estar sempre um pouco além do seu alcance. Ele não está sozinho nessa corrida; ao seu lado correm milhões, em um Brasil pulsante, mas ferido pelas desigualdades, onde a busca pela felicidade se confunde com a necessidade de sobrevivência.

Na sociedade brasileira, em que o carnaval e a crise andam de mãos dadas, a felicidade é menos um estado de espírito e mais uma mercadoria rara. Aqui, os mercadores da felicidade encontram um mercado ávido, pessoas desesperadas por um vislumbre de alegria em meio ao caos.

Mas a verdadeira alegria pode ser empacotada e vendida? Pode ser medida em *likes* e compartilhamentos?

A felicidade, como nos ensina a vida, não surge das fórmulas mágicas vendidas nas prateleiras digitais, mas de relações humanas reais, do trabalho significativo, da capacidade de estar presente.

Em um mundo que nos vende a ideia de que tudo pode ser acelerado, talvez a verdadeira sabedoria esteja em saber quando desacelerar.

Acorde!

A questão da ética no campo da saúde mental transcende a mera prática profissional: ela é o cerne de nossa humanidade, a bússola moral que deve guiar cada interação, cada tratamento e cada conselho.

Vivemos em um mundo onde a informação circula livremente, mas frequentemente desprovida de contexto ou de veracidade. A produção científica abriu largas avenidas, muitas vezes priorizando o volume à qualidade. Isso ocorreu pela necessidade de angariar incentivos. Nesse ambiente, a ética se consolida como o farol que ilumina o caminho para o cuidado responsável e compassivo.

Mas o que acontece quando esse farol é obscurecido pela ganância, pela desinformação e, em muitos casos, pela pura negligência?

Vou compartilhar uma tragédia familiar que é, sem dúvida, reflexo desse mundo adoecido que estamos vivendo e perpetuando ao buscar soluções rápidas, pílulas milagrosas, promessas vazias e tratamentos questionáveis, tudo sem uma comprovação científica robusta, que custa caro ao bolso e, mais ainda, à vida.

Se você prestar atenção, diariamente surgem relatos e notícias sobre pessoas que confiaram seu bem-estar e saúde a profissionais com imagens impecáveis nas redes sociais e clínicas de aparência sofisticada, mas que acabaram vítimas de práticas perigosas e ilegais, camufladas sob os rótulos de inovação e cura.

Essa situação se torna ainda mais grave quando envolve indivíduos em sofrimento existencial profundo, como depressão e ansiedade. A saúde mental é um campo complexo que exige não apenas compaixão, mas rigor científico e uma compreensão profunda dos mecanismos psicológicos e biológicos que governam a mente humana.

Na manhã do dia 6 de janeiro de 2024, minha família recebeu o pior telefonema de nossas vidas. Um familiar próximo, com 56 anos e três filhas lindas, tirou a própria vida, uma dor e um trauma que ainda estão sendo processados.

Seis anos antes, minha esposa, Talita, notou uma mudança no comportamento dessa pessoa. Falas saudosas, compartilhamento de fotos antigas e pequenos sinais que pareciam formar uma despedida organizada. Talita é uma psicóloga clínica experiente e, com a sua sensibilidade aguçada, tornou-se uma verdadeira antena emocional que capta as frequências mais discretas do sofrimento humano.

Para ela, os indícios, embora sutis, diziam tudo: "Ele vai tentar algo!". Desespero e urgência tomaram conta dela e imediatamente partimos para a cidade onde ele morava, a 700 quilômetros de Salvador, na Bahia. Ela estava certa: ele já tinha decidido tudo e tomaria cabo da própria vida no dia seguinte.

Demos entrada na emergência psiquiátrica e, a partir de então, com o diagnóstico de depressão profunda em mãos, iniciou-se o tratamento com acompanhamento psiquiátrico e psicoterapia, com efeitos muito positivos.

Foram anos de maior sociabilidade, aproximação e alívio. Ele parecia ter resgatado o sabor da vida. Fez novos amigos e se mostrava mais disposto.

Tempos depois, sem comunicar à família, ele largou o tratamento médico que o mantinha estável e iniciou uma terapia holística, à base de ayahuasca e cogumelos psicodélicos, seguindo indicações de cura.

Destaco: embora existam estudos preliminares, feitos sob rigoroso controle científico e médico que exploram o potencial terapêutico dessas substâncias, elas não são substitutas para os tratamentos convencionais estabelecidos.

Ele não estava em um estudo clínico, tampouco sob supervisão de profissionais com a devida qualificação médica ou terapêutica. Suas condições de saúde mental preexistentes lançaram-no em uma experiência que se tornou um jogo de roleta-russa com um desfecho fatal. Ele foi vítima de sua própria ingenuidade, que o fez confiar nas pessoas erradas — e estas, sim, cometeram um ato de negligência grave.

Saúde mental não é moda e não se trata com tendências alternativas do momento. Revelo essa tragédia familiar, em meio a uma epidemia de transtornos mentais, na tentativa de evitar que esse episódio se repita na vida de outras pessoas.

Se você ou alguém da sua família está em sofrimento existencial, procure ajuda comprovadamente especializada. Não seja vítima da crise ética que assola a nossa sociedade, que oferta irresponsabilidade e oferece criminalidade disfarçada de cuidado.

Converse com alguém de confiança e procure um profissional de saúde mental qualificado.

Você também pode buscar apoio no Centro de Valorização da Vida (CVV), disponível 24 horas por dia, através do número 188, ou nos Centros de Atenção Psicossocial (CAPS) de sua cidade.

FAÇA AGORA #3:
AUTODIAGNÓSTICO CATIVEIRO DIGITAL

INSTRUÇÕES: Este não é um teste de personalidade. É um diagnóstico baseado em padrões e hábitos. Responda com base no seu comportamento dos últimos sete dias.

SEÇÃO A: SEQUESTRO ATENCIONAL

Marque SIM apenas se aconteceu mais de cinco vezes esta semana:

[ ] Verificou dispositivos nos primeiros 10 minutos após acordar

[ ] Sentiu ansiedade física quando ficou sem internet por mais de duas horas

[ ] Pegou o celular automaticamente durante conversas presenciais

[ ] Consumiu conteúdo digital enquanto fazia refeições

[ ] Checou redes sociais durante atividades que exigem concentração

SEÇÃO B: EROSÃO DA AUTONOMIA TEMPORAL

[ ] Trabalhou além do horário sem urgência real ou compensação

[ ] Sentiu culpa durante momentos de não produtividade consciente

[ ] Transformou tempo livre em "otimização pessoal" (cursos, networking)

[ ] Dormiu pensando em tarefas pendentes ou planejando o dia seguinte

[ ] Usou fins de semana para "colocar trabalho em dia"

SEÇÃO C: COLONIZAÇÃO DO DESEJO

[ ] Fez compras impulsivas para lidar com estados emocionais negativos

[ ] Sentiu necessidade de documentar experiências para validação social

[ ] Comparou sua vida com versões editadas de outras pessoas on-line

[ ] Consumiu conteúdo sobre produtividade, mas não aplicou nada

[ ] Trocou necessidades reais por substitutos comercializados

SEÇÃO D: ATROFIA LÚDICA

[ ] Não consegue se lembrar da última vez que fez algo "inútil", mas prazeroso

[ ] Sente desconforto em situações sem estímulo digital constante

[ ] Perdeu contato com atividades que antes lhe davam prazer espontâneo natural

[ ] Considera "perda de tempo" atividades sem resultado mensurável

[ ] Raramente experimenta estados de curiosidade ou admiração espontâneos

INTERPRETAÇÃO

0-4 SIM:

Autonomia preservada — alguns pontos de vulnerabilidade;

5-9 SIM:

Colonização parcial — cativeiros em formação ativa;

10-14 SIM:

Dependência sistêmica — múltiplos cativeiros consolidados;

15-20 SIM:

Prisão neurológica — emergência de soberania cognitiva.

CAPÍTULO 3

AS NEUROPRISÕES

Nesse emaranhado complexo da sociedade moderna, emergiram novas formas de cativeiro, que não prendem o corpo, mas acorrentam a mente: a **neuroprisão**.

Esse fenômeno, um subproduto da era do hiperconsumo, tem se infiltrado silenciosamente nas fundações de nossas instituições mais sagradas, como a família, e reconfigurado a essência do que significa ser humano.

A neuroprisão é a subjugação do nosso neuroespaço — o vasto universo de nossos pensamentos, desejos e emoções — a impulsos incessantes do consumo exacerbado.

Nesse cenário, os membros da família, outrora unidos por laços afetivos e valores compartilhados, agora se encontram em ilhas isoladas de autoengajamento, cada um imerso em mundos digitais e consumistas próprios.

Outro dia observei algo intrigante e, ao mesmo tempo, alarmante sobre uma amiga minha, psicóloga de profissão. Ela postou uma foto na academia que me fez refletir sobre a condição humana em nossa era. Na imagem, ela estava malhando, lendo um livro e criando conteúdo para as redes sociais, tudo isso simultaneamente. Foi aí que me dei conta de que ela havia, sem perceber, se tornado mais uma neuroaprisionada.

A neuroprisão é essa armadilha sutil, uma condição de dominação pela necessidade incessante de otimizar cada momento de nossa existência.

Minha amiga, em sua busca por ser produtiva, eficiente e sempre conectada, acabou se transformando em um símbolo de nossa era de performance exacerbada. O que mais me chocou, porém, foi o contraste gritante entre a sua profissão, que foca no bem-estar mental, e a realidade que a foto revelou.

O exercício físico, que deveria ser um momento de desconexão e cuidado pessoal, transformou-se em mais um palco para a demonstração de produtividade e do poder da multitarefa. Ela, sem perceber, personificou a exaustão de nossos tempos, mostrando-se mais uma verdadeira zumbi da produtividade, sempre buscando fazer mais, ser mais, em um ciclo interminável e desgastante. Uma vida sem pausas, na qual até o autocuidado se transforma em um espetáculo público.

Estamos tão obcecados em parecer produtivos que esquecemos de simplesmente... ser.

Essa imagem me fez pensar sobre como todos nós, mesmo os mais conscientes, estamos suscetíveis a cair nessa armadilha. A neuroprisão não escolhe suas vítimas com base em conhecimento ou posição social; ela se infiltra sutilmente em nossas vidas, muitas vezes disfarçada de eficiência e sucesso.

Minha amiga, com todas as suas qualificações e compreensão da mente humana, foi capturada por essa necessidade de otimização constante, perdendo, talvez, a essência do que realmente significa viver.

Essa constatação me fez questionar: quantos de nós são, sem perceber, prisioneiros das próprias rotinas e expectativas? E o mais importante: como podemos reconhecer e nos libertar desses cativeiros que nos reduzem a meras máquinas de fazer, roubando-nos a chance de simplesmente *ser*?

O impulso das revoluções: o controle de nossas mentes e dos nossos corações

Como vimos anteriormente, a Revolução Agrícola foi o pontapé de uma série de transformações sociais, econômicas e tecnológicas causadas pelo homem. As mudanças não aconteciam na velocidade hoje observada. Na verdade, elas levavam séculos para se consolidar, tornando desconhecidos os efeitos colaterais de muitas de suas práticas.

Tome como exemplo a expansão da produção industrial. A destruição da ozonosfera começou provavelmente junto com a primeira Revolução Industrial e se acentuou desde então. Mas a capacidade de resposta para a mitigação desse efeito não acontece na mesma velocidade, pois encontra como barreiras uma série de interesses econômicos.

Vender e consumir ainda é mais importante do que cuidar e regenerar, mesmo com as principais cidades do mundo atingindo recordes de temperatura, mesmo com os nossos filhos absorvendo micropartículas de plástico, poeira e fuligem, que colocam em risco a saúde das novas gerações e do planeta.

> A máquina da educação e da conscientização não tem a mesma potência da outra, aquela que impulsionou as revoluções e seduziu nossas mentes e nossos corações.

A Revolução Industrial profissionalizou uma prática que já existia desde a Antiguidade: a capacidade de contar histórias para atrair e convencer pessoas. A produção em massa ampliou a oferta, exigindo um conhecimento técnico capaz de atrair consumidores e gerar lucros. Esse funil só se sofisticou com o tempo, a ponto de hoje angariar fãs para muitas marcas.

O que antes acontecia somente com figuras ilustres da música ou do entretenimento passou a fazer parte da realidade corporativa. Pessoas começaram a alimentar uma forte conexão emocional com produtos e serviços, chegando a promovê-los e defendê-los a qualquer custo, tornando-se não apenas uma sólida fonte de receitas para as corporações, mas também uma base de apoio para momentos adversos, muito comuns na era dos cancelamentos.

Assim como fez com a operação de muitas empresas, a tecnologia também exigiu a reinvenção do marketing e das agências de publicidade, cujo escopo de atuação se expandiu com a ajuda de algoritmos e influencers.

Ao contrário do que dizem por aí, a internet não é um território de ninguém. O conteúdo é estrategicamente produzido, postado e controlado para vender — não só produtos, mas também ideias ou estilos de vida — em uma mensagem ou uma história tão bem articulada que poucos percebem a manipulação.

Foi-se o tempo em que Alice despertava do tédio ao ver um coelho atravessar seu caminho apressado. No século XXI, ela certamente seria atraída por uma isca digital, um post que a faria rolar o *feed* em busca de pistas. Ela nem precisaria cair em um buraco profundo para ser sugada de sua realidade. O dispositivo em suas delicadas mãos a aprisionaria em um cativeiro do qual é difícil sair — e sair ilesa.

O novo normal

Conheci uma executiva cuja filha toma psicotrópicos para controle de ansiedade desde os quinze anos. A medicação, utilizada sob supervisão médica, é considerada normal pela mãe. "Todos os amigos dela tomam", conta ela displicentemente, "para dar conta de todas as atividades e escolhas que precisam fazer."

A adolescência sempre foi um período de transição complicado, mas acabou se tornando uma emergência de saúde em muitos países, inclusive no Brasil,[1] em razão do crescente número de transtornos mentais e de ideações suicidas. Esse quadro alarmante não se limita aos lares, às escolas e universidades, muito menos está restrito a uma única faixa etária. Ele faz parte da rotina das empresas, ampliando a ambiguidade e as contradições contidas em seus discursos e práticas.

Embora muitas organizações criem programas de bem-estar em nome da saúde integral dos colaboradores, elas continuam gerando distúrbios ao aumentar a pressão por produtividade, com equipes cada vez mais enxutas e exaustas.

Do retorno ao modelo de trabalho 100% presencial à instalação de softwares para verificar o padrão de comportamento e aumentar a performance, crescem as novas práticas de "comando e controle", que colocam em xeque a autonomia do profissional, criando nele o FOSO. Não sabe o que é isso?

É o *Fear of Switching Off*, ou o "medo de se desconectar", em português, que se manifesta mesmo em momentos de descanso, como feriados, fins de semana e, veja só, férias.

Quem precisa disso, afinal?

Somos humanos ou máquinas?

Desde o início da Revolução Industrial, fomos levados a acreditar que mais é sempre melhor.

A produtividade, uma vez vista como um valor inerentemente positivo, transformou-se em uma armadilha insidiosa. Essa mentalidade infiltrou-se em todos os aspectos de nossa vida.

A filha daquela executiva não é uma exceção, mas o retrato dessa sociedade que ensina, desde cedo, que cada minuto deve ser aproveitado ao máximo. Não há espaço para o ócio, para a reflexão ou para simplesmente ser. Tudo deve ter um propósito, uma utilidade. O que não for produtivo é descartável, e o que é descartável deve ser evitado.

Mas será que alguém já parou para questionar a verdadeira natureza dessa produtividade? Será que ser produtivo o tempo inteiro é mesmo a chave para a felicidade?

Pergunto: quantas vezes você se viu preso a uma rotina que, embora extremamente produtiva, não lhe trouxe um pingo de satisfação? É como correr em uma esteira: você se movimenta, se esforça ao máximo, mas, no fim das contas, não sai do lugar.

O que ganhamos com isso?

Um aumento de produtividade, sim, mas também um aumento exponencial de ansiedade, de esgotamento e de uma profunda sensação de vazio.

Em vez de sermos guiados por um senso de propósito genuíno, passamos a seguir uma noção distorcida de que o valor de uma pessoa está diretamente relacionado à sua capacidade de produzir. E não estamos falando apenas de produzir no trabalho. Até nossos momentos de lazer, de descanso e de autoconhecimento foram colonizados por essa lógica produtivista. É como se tudo devesse ser otimizado, maximizado, capitalizado.

Um simples passeio no parque? Agora precisa ser uma "caminhada consciente", com direito a monitoramento de batimentos cardíacos e contagem de passos.

Uma noite de descanso? Deve ser transformada em uma "rotina do sono", com gadgets que prometem monitorar cada minuto de sono profundo e cada respiração.

Essa obsessão por produtividade nos tornou prisioneiros de uma vida cada vez mais artificial e menos conectada com nossas necessidades reais. Estamos constantemente tentando melhorar, otimizar, aperfeiçoar.

Mas a que custo? A que preço? E mais importante: quem realmente se beneficia disso? Será que não estamos apenas alimentando uma máquina que, em última análise, nos consome por completo?

O império da venda

E aqui chegamos a outro pilar que nos mantém presos na exaustão: a venda.

Sim, porque para sustentar essa máquina de produtividade ininterrupta é necessário um sistema igualmente poderoso de venda.

"O capitalismo de consumo é o motor do crescimento nas sociedades hipermodernas, o nervo da economia. Desde os anos 1950 o capitalismo se entranhou no consumo de massa, e isso transformou os modos de vida", destacou Lipovetsky em uma entrevista.[2]

E ele explica:

> Hoje em dia, Don Juan é um sedutor ultrapassado, muito pequeno, não é nada se comparado ao capitalismo que seduz sem parar milhões e milhões de homens, mulheres, crianças, idosos. *Packaging*, publicidade, séries, filmes, destinos turísticos, música... estamos em um universo que não é mais o da disciplina coercitiva, mas o de uma máquina de estímulos, um sistema de tentações que diz sem parar *Veja, isso é magnífico, bom, você gostará*.[3]

Logo, a questão não é sobre a qualidade dos produtos ou a inovação em si. Claro, é ótimo ter acesso a sapatos que protegem nossos pés de maneira mais eficaz, a bicicletas mais seguras e a colchões mais confortáveis.

O problema é que a venda desses produtos está cada vez mais associada a uma narrativa de que precisamos de mais, sempre mais. O que era simples tornou-se complexo. O que era suficiente tornou-se insuficiente. E assim, de forma silenciosa e sedutora, se formam os cativeiros de paredes e portas invisíveis.

O marketing se profissionalizou a ponto de se tornar uma ciência desenvolvida especialmente para manipular o cérebro humano e, como consequência, as escolhas são feitas cada vez mais de forma inconsciente pela maior parte da população. A essa ciência deu-se o nome de **neuromarketing**, ou neurociência do consumidor, "um campo de estudo que incorpora biologia e atividade cerebral para prever e até mesmo influenciar o comportamento do consumidor e as decisões de compra", explica a Universidade Harvard.[4]

Ao compreender como uma pessoa responde a estímulos, é possível criar uma conexão emocional capaz de derrubar barreiras e filtros internos e acelerar o processo de compra. O assédio constante da publicidade predatória, que explora nossas inseguranças e nossos desejos, alimenta agora as neuroprisões. As mensagens publicitárias, habilmente disfarçadas, penetram em nosso subconsciente, manipulando nossas escolhas e nossos desejos de maneira quase imperceptível. Um assalto neurológico feito por armas especializadas em "gatilhos" mentais. O plano de ação é claro: descubra seus medos, bombardeie-os com histórias que os validem e venda soluções. Um verdadeiro assalto à mão armada!

Vale ressaltar que essa "compra" não se limita a um produto ou serviço, como no passado. Agora, o bem mais valioso, disputado por empresas, celebridades e influencers, é a atenção humana.

Essa ciência se tornou uma prática comum tanto no mundo on-line, impulsionado pelas redes sociais, quanto no off-line, integrando as políticas e mensagens das empresas. E o que é mais importante: está provocando mudanças profundas que vão muito além dos nossos hábitos de consumo, transformando nossos relacionamentos, lares e comunidades. São elas:

1. Consumo compulsório: a era digital nos inundou com uma avalanche de escolhas e opções. O ato de consumir, outrora limitado a necessidades e desejos tangíveis, transformou-se em um apetite insaciável por novidades e gratificações instantâneas. Esse consumo compulsório se tornou o oxigênio de nossas vidas, sufocando nossa capacidade de desfrutar da simplicidade e da conexão humana genuína.

O hiperconsumo se infiltra nas dinâmicas familiares, promovendo uma cultura de "materialismo emocional". Aqui, as relações e os valores são substituídos por bens materiais e realizações superficiais. Esse fenômeno leva ao que chamo de "síndrome do vazio dourado", em que a acumulação de bens materiais cria uma falsa sensação de satisfação e sucesso, mascarando a erosão dos laços familiares e do bem-estar emocional;

2. Digi-distração familiar: a família, antes refúgio de interações significativas, agora sofre com o fenômeno da digi-distração. Refeições em família, conversas ao entardecer e momentos de lazer estão sendo eclipsados por telas brilhantes e notificações incessantes. A presença física foi substituída pela ausência digital, criando verdadeiras muralhas entre os entes queridos. Somos constantemente bombardeados por estímulos que prometem gratificação imediata. Essa "dieta digital" cria um ciclo de dependência neuroquímica, em que o consumo constante de novidades se torna uma necessidade, não um luxo. Essa armadilha do prazer instantâneo, intensificada pela tecnologia e pela mídia, afeta nossa capacidade de formar e manter relacionamentos significativos, especialmente dentro das famílias. O resultado é uma "desconexão conectada", em que, apesar de estarmos fisicamente presentes, estamos emocional e cognitivamente ausentes, perdidos em um mar de distrações digitais;

3. Infantilização tecnológica: as crianças, caindo nas garras da infantilização tecnológica, estão crescendo em um habitat no qual a interação virtual substitui o brincar físico. A curiosidade natural e a imaginação estão sendo moldadas não pela exploração do mundo real, mas pelo consumo passivo de conteúdo digital. Essa precoce dependência tecnológica ameaça o desenvolvimento saudável de habilidades sociais e emocionais e até mesmo físicas, colocando em risco as novas gerações.

A impulsividade é a dificuldade de criar um espaço entre o pensamento — ou o desejo de fazer algo — e a ação em si. Cérebros em desenvolvimento são mais impulsivos, tomam ações sem considerar as consequências e são mais vulneráveis a vícios e adições. Essa impulsividade natural é exacerbada pelo hiperconsumo digital e pode levar a comportamentos ainda mais aditivos. Não é mera coincidência que crianças e adolescentes sejam o grupo mais vulnerável a transtornos de ansiedade e depressão,[5] além de suicídio e automutilação;[6]

4. **Desconexão emocional:** enquanto navegamos nesse mar de estímulos, enfrentamos uma desconexão emocional crescente. Nossos relacionamentos — tanto dentro quanto fora da esfera familiar — tornaram-se superficiais e transacionais. O calor humano está sendo substituído por interações digitais frias e calculadas. A desconexão emocional é um dos principais cativeiros, pois nos lança em um estado de compulsão por estímulos digitais, gerando a necessidade de estarmos constantemente conectados a dispositivos eletrônicos que, por sua vez, nos afastam das conexões humanas reais. Nessa enxurrada de estímulos, a profundidade dos relacionamentos é muitas vezes sacrificada em favor de interações rápidas e superficiais;

5. **Deseducação emocional:** a era digital trouxe consigo a promessa de maior conexão. Mas, paradoxalmente, enquanto nossas redes sociais se expandem, nossos laços emocionais podem se enfraquecer. A tecnologia, que era para ser uma ponte, torna-se frequentemente um muro que separa as pessoas. Nós, que não recebemos letramento emocional, nos tornamos verdadeiros analfabetos, pois as interações face a face, que incluem nuances não verbais e a complexidade das emoções humanas, são cada vez mais substituídas por

comunicações textuais, nas quais emojis e GIFs tentam, sem sucesso, capturar a essência da experiência humana;

6. Legião de solitários: o calor humano, que é transmitido através de um abraço, um aperto de mão ou uma conversa olho no olho, está sendo eclipsado por curtidas, compartilhamentos e comentários. As relações transacionais, nas quais cada interação é medida por sua visibilidade ou pelo retorno que pode proporcionar em termos de atenção ou status, estão se tornando a norma. Em um mundo onde o número de seguidores pode parecer mais importante do que a qualidade dos amigos, corremos o risco de esquecer o valor inerente das relações humanas.

Além disso, a constante exposição a uma versão filtrada e idealizada da vida alheia pode levar a comparações desfavoráveis, resultando em sentimentos de inadequação e isolamento. Isso pode agravar a desconexão emocional, criando um ciclo vicioso em que recorremos a mais estímulos digitais na tentativa de preencher o vazio criado pela falta de conexão real.

Parece exagero? Não é. Em alguns países, como Reino Unido e Japão, uma legião de solitários já mobiliza políticas públicas e levou à criação de ministérios para evitar o agravamento da situação e, principalmente, o adoecimento da população.[7]

Obviamente, dentro desse cenário, o *modus operandi* das empresas também mudou, apropriando-se de técnicas e de diversas ferramentas. A fim de alertar sobre suas estratégias, quero jogar luz sobre duas delas:

1. Marketing ético

Toda organização tem um propósito inerente, que é o lucro. Essa é uma verdade incômoda, mas que não é de todo ruim, afinal, esse é o design básico do próprio capitalismo. Quando as empresas começam a criar "propósitos alternativos", isso nada mais é, muitas vezes, do que um *storytelling* publicitário bem-arquitetado.

Não me entendam mal. Eu sou um entusiasta da criatividade e da narrativa, mas, quando isso mascara a verdadeira natureza corporativa, precisamos acender uma luz de alerta.

É preciso reconhecer que o conceito de marketing ético se tornou uma espécie de panaceia nas estratégias corporativas modernas. Vivemos em uma era na qual a crise de confiança nas instituições tradicionais criou um vácuo ético, preenchido habilmente pelas corporações por meio de narrativas publicitárias. Essas narrativas abraçam com frequência causas ambientais, sociais e um suposto sentido mais profundo do trabalho, visando influenciar um mercado consumidor crescentemente consciente dessas questões.

Quando as empresas falam em "propósitos empresariais alternativos", frequentemente estão engajadas na criação de uma narrativa publicitária, um *storytelling* cuidadosamente elaborado para ressoar com as preocupações contemporâneas dos consumidores.

Reflita sobre alguns deles:

> "*Encorajar e cultivar o potencial humano — um indivíduo, uma ação e uma comunidade por vez.*" — Empresa de bebidas;
>
> "*Construir um mundo que reforce a autoestima, não as inseguranças.*" — Empresa voltada à higiene pessoal;
>
> "*Inspirar o potencial transformador das pessoas.*" — Banco;
>
> "*Transformar o mundo e a maneira como as pessoas interagem.*" — Empresa de telefonia.

Bonito, né? A natureza corporativa, com foco no lucro e na eficiência, já está bem delineada. Essas novas narrativas de propósito alternativo podem muitas vezes ser uma forma de mascarar os verdadeiros objetivos empresariais. Penso que hoje é crucial ter mais transparência nessas intenções.

Muitas vezes, influenciadores, adotando estéticas "ambientalistas" e "positivas", são os veículos dessa enganação, promovendo produtos e serviços sob a premissa de um impacto social ou ambiental positivo, enquanto ocultam as motivações reais e, por vezes, as consequências negativas dessas práticas.

A sensação que eu tenho é que as empresas querem vender "sem culpa" e, então, criam discursos para a sociedade que não correspondem integralmente ao seu objetivo, embelezando os fatos.

Em 2023, a imprensa nacional noticiou um episódio contraditório na General Motors (GM), que revelou uma lacuna profunda entre as narrativas corporativas de responsabilidade e as ações reais das empresas. Em meio a alegações de queda nas vendas e exportações, a GM demitiu, por telegrama e e-mail, trabalhadores de suas fábricas em São José dos Campos, São Caetano do Sul e Mogi das Cruzes, todas localizadas no estado de São Paulo.[8]

Esse cenário não é isolado. Olhando globalmente, vemos casos emblemáticos de ética empresarial questionável. A Enron, por exemplo, teve um dos maiores escândalos de todos os tempos em 2001. A empresa, que estava no topo do mundo corporativo, desmoronou devido a uma série de fraudes contabilísticas e fiscais, afetando milhares de empregados e abalando Wall Street.[9]

A Volkswagen, em outro caso notório, envolveu-se, em 2015, no Dieselgate, manipulando testes de emissões de seus veículos a diesel, causando um impacto devastador em sua reputação e destacando uma discrepância significativa entre o marketing de responsabilidade ambiental e as práticas reais da empresa.[10]

O banco de investimentos Lehman Brothers, figura central da crise das hipotecas *subprime*, usou acordos de recompra para disfarçar ativos em risco, culminando em sua falência e agravando a crise financeira global de 2008.[11] Esse é um exemplo clássico de falta de transparência e ética no setor financeiro.

Nessas narrativas, percebemos uma tendência preocupante de empresas que, embora promovam uma imagem de responsabilidade social e ambiental, muitas vezes operam de maneira profundamente contrária a esses valores.

A BP, por exemplo, enfrentou o maior derramamento de petróleo acidental da história com a explosão da plataforma Deepwater Horizon, em 2010, um desastre que contradizia totalmente sua imagem de empresa preocupada com o meio ambiente.[12]

Já a japonesa Kobe Steel falsificou dados sobre a qualidade de seus produtos durante décadas, um exemplo chocante de como a busca por lucros pode superar a integridade e a qualidade.[13]

As empresas de tecnologia, conhecidas por seus produtos e serviços inovadores, sustentados por culturas ágeis e arrojadas, também demonstraram ter governanças falhas, cujas diretrizes não foram capazes de garantir uma prestação de contas adequada (ou, como é conhecido no meio, *accountability*).

A Uber, conhecida pela sua abordagem agressiva de expansão, foi imersa em controvérsias relacionadas a acusações de assédio sexual e práticas empresariais questionáveis em 2017, colocando em destaque uma cultura corporativa tóxica em contraste com a imagem pública da empresa.[14]

A Apple, no episódio conhecido como "batterygate", diminuiu intencionalmente o desempenho dos iPhones para resolver problemas de hardware, um ato que levantou, em 2020, questões sobre a honestidade e a transparência da empresa com seus consumidores.[15]

Já o Facebook, por meio do escândalo da Cambridge Analytica, em 2018, mostrou como os dados dos usuários podem ser manipulados para fins políticos, revelando uma falha grave em sua promessa de privacidade e segurança das informações de seus clientes.[16]

Em serviços que deveriam ser essenciais, pois envolvem a saúde humana, a postura de muitas empresas não é diferente. A farmacêutica canadense Valeant, ao aumentar os preços dos medicamentos após a aquisição de pequenas empresas farmacêuticas, em 2015, ilustra como as práticas corporativas podem ser prejudiciais aos consumidores e à ética empresarial.[17]

Finalmente, no primeiro semestre de 2024, a imprensa brasileira noticiou a onda de rescisão de contratos por parte de operadoras de planos de saúde. Os principais alvos — idosos, autistas, portadores de doenças raras e pacientes com câncer — foram informados repentinamente sobre a decisão, motivada principalmente por prejuízos financeiros, dada a necessidade de atendimento contínuo ou terapias específicas desses públicos.[18] A decisão não estava amparada apenas em uma lei e em regras da Agência Nacional de Saúde (ANS), mas em um lobby muito bem-feito no Congresso.[19]

Como sociedade e consumidores, devemos questionar e examinar criticamente as narrativas corporativas, incentivando as empresas a adotarem práticas que não apenas falem, mas que verdadeiramente reflitam valores éticos e responsáveis.

A mudança real acontece não por meio de palavras, mas de ações que demonstrem um compromisso genuíno com esses valores. Portanto, no contexto do marketing ético, é imperativo um retorno à sinceridade e à transparência.

A pergunta é: "A verdade vende?".

A narrativa corporativa sobre propósito e bem-estar pode ser uma poderosa ferramenta de engajamento para os funcionários, mas, quando a realidade contradiz essa narrativa, a decepção é profunda.

Imagine Bento, um colaborador dedicado que sempre vestiu a camisa da empresa, acreditando em sua missão de sustentabilidade. Ao se deparar com notícias de um desastre ambiental, causado por negligência da corporação em que trabalha, o choque dele é palpável.

A confiança desmorona, a saúde mental é abalada e a autoestima profissional, outrora robusta, se esfarela.

Esse desalento evidencia o impacto devastador das contradições do "propósito corporativo". Funcionários como Bento, que acreditaram na promessa de uma empresa alinhada com os valores éticos e ambientais divulgados, sentem-se traídos. A descoberta de que seus esforços podem ter contribuído, mesmo que indiretamente, para danos ambientais ou sociais pode levar a uma crise de identidade profissional e a questionamentos sobre as próprias escolhas de carreira.

As empresas devem alinhar suas práticas e mensagens com valores genuínos, em vez de adotar narrativas convenientes que apenas servem para embelezar uma realidade muitas vezes incongruente com esses ideais. Como consumidores, devemos estar atentos e críticos, buscando discernir a realidade por trás das belas palavras e imagens.

2. Espiritualidade corporativa

Estive em um congresso recentemente e um palestrante falou sobre o "líder espiritualizado". Em princípio, fiquei em choque. Esse é mais um tema que emergiu como resposta às lacunas deixadas pelas instituições tradicionais na vida contemporânea.

Nesse cenário, as empresas tentam preencher o vazio espiritual do individualismo com a espiritualidade corporativa, um movimento que, embora possa ter intenções nobres, merece um olhar crítico. Em um mundo escasso de fé e esperança, alguém pode oferecer a salvação em troca de um pouco mais de produtividade, não é mesmo?

A incursão das corporações no território da espiritualidade é uma tendência que levanta questões éticas e práticas fundamentais. Resta uma pergunta: é apropriado que as organizações adentrem tão profundamente na esfera privada dos indivíduos?

A espiritualidade corporativa, mesmo quando bem-intencionada, pode não ser capaz de evitar a armadilha de se transformar em um instrumento de controle — talvez o mais sutil e, portanto, o mais perverso. A história já nos provou que o controle através da espiritualidade é umas das mais eficazes estratégias de manipulação humana.

Devemos ser críticos e questionar as verdadeiras motivações por trás dessas iniciativas.

No congresso em que estive, assisti a uma palestra de um consultor renomado, daqueles que já cruzaram meio mundo e acumulam status de celebridade no circuito corporativo. No dia seguinte, uma associação da qual faço parte organizou um almoço reservado com ele e alguns patrocinadores do evento.

Entre esses patrocinadores, havia uma grande empresa de tecnologia, com influência que atravessa setores e fronteiras. A conversa à mesa fluiu animada, passando de gestão a propósito, de bem-estar a... práticas que, até então, eu só havia encontrado no universo espiritual: retiros silenciosos, alinhamento energético antes de reuniões estratégicas. Eles descreviam tudo com uma naturalidade quase técnica, como se falassem da implantação de um novo software. Só que, nesse caso, o "upgrade" prometido não era no sistema... era na alma.

Foi nesse contexto que ouvi uma frase vinda da esposa de um dos patrocinadores que, com brilho nos olhos e entusiasmo quase profético, concluiu: "No futuro, todas as empresas vão se tornar igrejas".

Não era "meio que igrejas". Não era metáfora. Era uma afirmação plena, carregada de convicção e de um certo êxtase visionário. Naquele instante, arregalei os olhos. Não pelo ineditismo da frase, mas pela ousadia de dizê-la assim, sem filtro. A mesa reagiu com sorrisos e concordâncias tímidas. E eu fiquei com uma pergunta que, desde então, não me abandona: até onde vamos com isso? Qual é o limite entre criar cultura organizacional e criar comunidade de fé?

A partir dali, iniciei uma investigação — e ainda sigo nela — sobre como as empresas estão assumindo papéis que, historicamente, pertenciam a instituições espirituais: oferecer sentido, rituais, vocabulário moral e até práticas que prometem "salvação" na forma de produtividade e propósito.

E a cada conversa, me pergunto: estamos reinventando o trabalho ou apenas transferindo para o mundo corporativo o mesmo anseio humano por transcendência, com a diferença de que, agora, o dízimo é pago em engajamento e performance?

Como distinguir o desenvolvimento genuíno do indivíduo da manipulação disfarçada de autocuidado?

E mais: qual é o custo de entrelaçar a busca pessoal por significado e propósito com os objetivos de uma entidade que, no fim das contas, visa o lucro?

As empresas podem argumentar que estão promovendo um ambiente de trabalho holístico, mas onde se traça a linha entre o apoio ao bem-estar do funcionário e a invasão da sua privacidade espiritual?

É possível manter a pureza da jornada espiritual do indivíduo quando ela é conduzida pelas mesmas pessoas que medem seu valor pela produtividade e resultado?

Esse é um território delicado. Na minha visão, autonomia pessoal na exploração da espiritualidade deve ser protegida, evitando-se, assim, a sua transformação em mais uma métrica corporativa, o que poderia representar um controle ainda mais abrangente e invasivo do que qualquer outro já visto no ambiente de trabalho. É a travessia da última fronteira do engajamento.

Decifrando o código da exaustão

Chegamos ao final desta primeira jornada, uma cartografia dos cativeiros neurológicos que aprisionam nossa era. Mapeamos as armadilhas invisíveis: desde a ilusão da multitarefa até o império da venda, passando pelos palcos performáticos onde todos usamos máscaras.

João, Ana, Marcos e Clara não são apenas personagens desta narrativa, são espelhos de uma condição humana fragmentada. Cada um representa uma faceta de como fomos gradualmente conduzidos para dentro de neuroprisões que construímos com nossas próprias mãos, tijolo por tijolo, clique por clique, meta por meta.

A exaustão crônica que permeia nossa sociedade não é acidental. É o produto de um sistema que descobriu como transformar nossa atenção em commodity, nossos desejos em mercadoria, nossa sede de propósito em oportunidade de lucro.

Mas reconhecer os cativeiros é o primeiro passo para a libertação.

Agora sabemos que as correntes que nos prendem não são de ferro, mas de algoritmos. Não são de força bruta, mas de sedução sutil. Não são impostas por tiranos externos, mas aceitas por nós mesmos em troca da promessa de eficiência, conexão e felicidade.

O convite à jornada

Esta primeira parte do nosso caminhar juntos foi sobre diagnóstico. Sobre despertar. Sobre olhar nos olhos do sistema que nos governa e compreender seus mecanismos.

Na próxima etapa da jornada, iniciaremos nossa expedição rumo à liberdade. Descobriremos que dentro de cada um de nós existe um antídoto poderoso contra esses cativeiros, um antídoto tão antigo quanto nossa própria espécie, tão natural quanto respirar, tão transformador quanto renascer.

O antídoto tem nome: **play**.

E sua história começa muito antes dos smartphones, muito antes da Revolução Industrial, muito antes mesmo da agricultura. Começa quando nossa espécie descobriu que brincar não era luxo, mas necessidade. Não era frivolidade, mas sabedoria evolutiva.

Na Parte 2, você descobrirá:

- Como o play moldou nossa evolução e pode resgatar nossa humanidade;
- Os sete princípios fundamentais que governam o estado de play;
- Técnicas práticas para integrar o play em sua vida diária;
- Como transformar o play de atividade em filosofia de vida.

A escolha é sua

As portas dos cativeiros neurológicos estão abertas. Sempre estiveram.

A questão nunca foi se podemos sair, mas se temos coragem de escolher a liberdade em vez da familiaridade do aprisionamento.

Se estamos dispostos a trocar a ilusão de controle pela realidade da autonomia.

Se preferimos a leveza do play à gravidade da performance constante. O caminho está diante de nós. A jornada continua.

SOS EXERCÍCIOS: PROTOCOLOS DE EMERGÊNCIA PARA DETOX DIGITAL

SOS NÍVEL 1: RESET COGNITIVO RÁPIDO (2 MINUTOS)

Usar quando detectar sequestro atencional em tempo real.

INTERRUPÇÃO FÍSICA:
Levante-se e mude de ambiente

RESET SENSORIAL:
Toque em três superfícies diferentes com atenção total

QUESTIONAMENTO:
Esta ação serve à minha liberdade ou ao meu cativeiro?

ESCOLHA CONSCIENTE:
Decida deliberadamente a próxima ação

ANCORAGEM:
Faça algo diferente e modifique sua ação para evitar um novo sequestro atencional

SOS NÍVEL 2: DESINTOXICAÇÃO PROFUNDA (30 MINUTOS)

Usar quando múltiplos cativeiros estiverem ativos.

DESCONEXÃO TOTAL:
Desligue todos os dispositivos digitais

MOVIMENTO CORPORAL:
Faça 10 minutos de atividade física sem música/podcast

RESPIRAÇÃO:
Pratique a respiração 4-7-8 (inspire por 4 segundos, segure o ar por 7 segundos e expire por 8 segundos) x 10 ciclos

REGISTRO REFLEXIVO:
Escreva três observações sobre o seu estado mental atual

EXPERIMENTO LÚDICO:
Faça 10 minutos de atividade criativa sem objetivo

RECONEXÃO CONSCIENTE:
Retome as suas atividades com intenção declarada

SOS NÍVEL 3: REBOOT COMPLETO (12 HORAS)

Usar quando o sistema de cativeiros estiver totalmente ativo.

IMERSÃO NATURAL:
Fique no mínimo 2 horas em um ambiente sem tecnologia (natureza)

CAMINHADA MEDITATIVA:
Ande sem destino, sem pressa, observando detalhes

JEJUM INFORMACIONAL:
Zere o seu consumo de conteúdo digital

CRIAÇÃO MANUAL:
Use as mãos para construir, cozinhar, desenhar

REFLEXÃO SISTÊMICA:
Faça uma análise escrita dos padrões de cativeiro ativos

REDESIGN AMBIENTAL:
Reorganize o seu espaço físico para apoiar a liberdade

PARTE 2

O FLOW É A ONDA, O PLAY É O OCEANO!

Não peça garantias.
E não procure ser salvo por nenhuma coisa,
pessoa, máquina ou biblioteca.
Faça a sua parte para se salvar e,
se você se afogar, pelo menos morra sabendo
que estava indo para a praia.

Ray Bradbury
Fahrenheit 451

22/02/2022

A data que tenho tatuada no meu pulso não é só um palíndromo. (Tente ler ao contrário.) Foi o dia em que o tempo parou. Foi o dia em que a vida brincou e dançou comigo.

Naquela noite, nasceu meu filho, Leo. Não teve festa, não teve balões no quarto, não teve família no corredor do hospital. A pandemia ainda pairava e os protocolos não deixaram. Estávamos só eu, Talita e os médicos. Mas ali, naquela sala iluminada demais, algo em mim também nasceu — ou, talvez, tenha sido resgatado.

Pela primeira vez em algum tempo, toquei o chão da vida com a palma da mão. A paternidade, dali em diante, me desacelerou. Rasgou os cronogramas. Devolveu-me às pequenezas de saborear e contemplar as "primeiras vezes".

A primeira vez que Leo tocou os pés na areia. A primeira vez que ele viu a lua e soltou um "uau" que era mais meu do que dele. A primeira vez que ele gargalhou sem motivo, e me lembrou de que isso, por si só, já é motivo suficiente.

Fiz questão de estar lá! Naquele momento em que não existe mais performance, nem meta, nem relógio. Sem selfie, sem WI-FI... só a vida acontecendo no agora, com caos, com medo, com beleza.

Leo não estava me ensinando a performar melhor. Estávamos apenas sendo! E ser, em sua forma mais pura, é brincar.

Neste próximo bloco, convido você a fazer essa mesma redescoberta. Não de um conceito, mas de uma possibilidade.

Vamos iniciar um experimento: uma trilha de retorno à autonomia, à leveza, ao encantamento.

Se você está cansado de correr, talvez seja hora de dançar.

CAPÍTULO 4

RESTAURANDO AS FRONTEIRAS MENTAIS

"Você acha que eu enlouqueci?", perguntou Alice ao pai, no início da adaptação de Tim Burton para a obra de Lewis Carroll.

"Eu temo que sim", respondeu Charles. "Você está louca, maluca, completamente fora de si. Mas vou te contar um segredo: todas as melhores pessoas são."[1]

Alice nunca foi uma menina como as outras: sua curiosidade era tão aguçada que chegava a parecer esquisita entre as demais. Depois que seguiu o coelho, foi parar em um lugar onde tudo parecia absurdo e, ao mesmo tempo, fazia mais sentido que o mundo "real".

Ali, ela podia escolher. Podia experimentar.

Podia viver experiências únicas, sem manual, sem metas, sem script. Esse lugar, que Lewis Carroll chamou de País das Maravilhas, é uma metáfora viva do que esquecemos de acessar em nós: o espaço onde a liberdade e o encantamento ainda existem.

Você se lembra de quando foi a última vez que realmente se maravilhou? De verdade, mesmo?

Na infância, tudo era digno de espanto: um vaga-lume, um redemoinho de vento, uma gota de chuva escorrendo pela janela. O mundo não tinha explicações prontas, apenas possibilidades abertas.

Mas, com o tempo, fomos endurecendo nosso olhar. Aprendemos a avaliar tudo pelo que produz, pelo que rende, pelo que traz resultado imediato. Nosso limiar de encantamento tornou-se tão alto que agora exigimos algo extraordinário para voltar a sentir.

Agora só vale o que beira o impossível, o quase inatingível, o exclusivo... Tipo entrar em um submarino para ver o Titanic, escalar o Everest, correr uma maratona, ser turista espacial. Veja, não tenho nada contra essas experiências, o problema é que essa exaltação do magnífico pode estar escondendo um tesouro diante dos nossos olhos.

E se o caminho fosse exatamente o oposto? Redescobrir o maravilhar-se nas pequenas coisas?

Cada instante em que testemunho meu filho se maravilhando diante do mundo, sou levado de volta àquela sensação primária de espanto. Quando seus olhos brilharam ao tocar a areia pela primeira vez, ao ver a lua e soltar um "uau", percebi que não estava apenas assistindo. Estava participando. Estava reaprendendo a viver, redescobrindo a vida com ele.

No mundo atual, o ato revolucionário é desacelerar, baixar o limiar da percepção e aumentar a sensibilidade ao simples, ao cotidiano, ao presente.

O mundo é mágico, cheio de personagens fascinantes e enigmas a serem resolvidos. Coisas que ficaram embotadas e perderam suas cores por causa do cotidiano, do **adultecimento** e da falta de permissões que estamos nos impondo. O mundo não vai perecer por falta de maravilhas, mas por falta de quem se maravilhe.

Como Leo que, ao ver a lua pela primeira vez, me deu uma aula silenciosa de presença. Aquele espanto não pedia explicações — era pura entrega. Naquele "uau" sem filtro, havia mais autonomia do que em muitas decisões adultas.

Nosso resgate talvez seja este: maravilhar-se com o mundo por conta própria. Sem manual, sem roteiro, sem pressa. Apenas estar — inteiro, disponível. Como quem dança sem saber a próxima música. Como quem brinca com o agora.

E, no fundo, talvez a gente só precise reaprender o que as crianças e os loucos nunca esqueceram: que a liberdade é um estado de encantamento. Alice me ensinou que o absurdo pode ser mais sensato do que a realidade. Leo me mostrou que a liberdade cabe inteira em um "uau".

Mas como chegamos tão longe da maravilha? Como perdemos essa capacidade natural de encantamento que carregávamos na infância?

A resposta está escrita nos dados brutais da nossa era digital.

A grande contabilidade

Eu sei que nesta era da exaustão é difícil acreditar que seja possível explorar o mundo de novas maneiras e conhecer outras perspectivas que não sejam através da internet — onde nós, brasileiros, passamos, em média, 9 horas e 32 minutos por dia.[2]

Veja: 26 anos da nossa vida se esvaem em telas. Não é metáfora, é conta:

ETAPA	CÁLCULO	RESULTADO APROXIMADO
Expectativa de vida brasileira	Média de 67 anos — IBGE	
Conversão de minutos para horas	9h 32min = 9 + (32 ÷ 60)	9,53 horas por dia
Horas por ano	9,53 horas × 365 dias	3.478 horas por ano
Horas ao longo da vida (67 anos)	3.478 × 67	233.046 horas
Conversão para dias	233.046 ÷ 24 horas	9.710 dias
Conversão para anos	9.710 ÷ 365	26,6 anos

Vinte e seis anos! É quase toda uma geração perdida em pixels e algoritmos.

Enquanto isso, nosso limiar de encantamento se eleva cada vez mais. Agora só nos maravilhamos com o que beira o impossível, o quase inatingível, o exclusivo. A vida cotidiana perdeu sua capacidade de nos surpreender, porque estamos constantemente bombardeados por estímulos artificialmente amplificados.

Talvez você me fizesse a mesma pergunta que Alice fez ao Gato: "Poderia me dizer, por favor, que caminho devo tomar para sair daqui?".[3]

A primeira edição do livro *Alice no País das Maravilhas* foi publicada em 1865 e, séculos depois, a narrativa de Lewis Carroll continua a se chocar com uma sociedade cada vez mais performática.

> "Isso depende bastante de onde você quer chegar", disse o Gato.
>
> "O lugar não me importa muito...", disse Alice.
>
> "Então não importa que caminho você vai tomar", disse o Gato.
>
> "... desde que eu chegue a algum lugar", acrescentou Alice.
>
> "Oh, você vai certamente chegar a algum lugar", disse o Gato, "se caminhar bastante."[4]

Você deve estar achando que eu também fiquei louco, maluco, completamente fora de mim. Talvez. Por que não?

Acontece que um dos caminhos para se libertar dos cativeiros neurológicos e resgatar a autonomia e o bem-estar é embarcar em uma jornada sem um destino específico.

O objetivo não é conquistar, ganhar, obter ou dominar. O foco aqui é a jornada, é ela o mais importante.

Assim como Alice, temos a chance de desbravar nosso próprio caminho e descobrir coisas novas e empolgantes. O que importa não é onde; mas a experiência durante o processo.

Estranho? Provavelmente.

Estamos tão habituados com regras, métricas, protocolos e metas que desfrutar de tal liberdade não parece só uma utopia, mas também... algo assustador!

Vou te contar um segredo: a resposta não virá de um livro, nem de um mentor, nem de uma IA. Mas de uma criança com os pés na areia, de um curioso que olha o céu e de um aventureiro que experimenta a vida.

Mas por que perdemos essa capacidade natural? E mais importante: será que ela pode ser recuperada?

Para entender isso, precisamos voltar às origens da nossa espécie e redescobrir uma verdade que está escrita em nosso DNA evolutivo.

A minha espécie brinca

Talvez o mais subversivo que possamos fazer hoje não seja produzir mais, competir mais ou entender mais. Talvez o mais radical seja reaprender a brincar.

Porque o brincar não é um luxo infantil ou um passatempo inofensivo. É uma inteligência ancestral, profundamente conectada à nossa capacidade de adaptação e reinvenção.

E se brincar fosse, na verdade, a chave que garantiu nossa sobrevivência como espécie?

Imagine duas espécies enfrentando uma crise evolutiva, um cataclisma ambiental que ameaça sua existência. A primeira responde com hiperespecialização: torna-se incrivelmente eficiente no que já faz bem. A segunda toma um caminho diferente: desenvolve uma capacidade extraordinária para experimentar, adaptar-se e reinventar-se continuamente. Uma capacidade única de driblar o medo, de alterar a natureza, de criar ferramentas, de replanejar, de aprender por toda a vida, de imaginar, de testar cenários, de fantasiar... enfim, de "enlouquecer".

Quando as condições do planeta realmente mudaram drasticamente e a crise chegou, qual espécie sobreviveu?

A arqueologia e a paleontologia nos deram a resposta. Quando os dinossauros, mestres da especialização, enfrentaram mudanças catastróficas, foram os pequenos mamíferos, com seus cérebros adaptáveis e comportamento **extraordinariamente lúdico**, que herdaram a Terra.

Pois é: um comportamento praticamente exclusivo dos mamíferos de cérebros grandes é brincar! Esta não é apenas uma lição da pré-história. É a história que estamos vivendo agora.

Os gênios também brincavam

Herdei da minha mãe um interesse por histórias de suspense e livros policiais. Era como se, a cada página, eu estivesse decifrando enigmas no sofá da sala. Mas foi com Agatha Christie que esse fascínio ganhou intensidade. O que eu não imaginava é que, muitos anos depois, bisbilhotando sua biografia, encontraria algo ainda mais surpreendente do que os finais de seus livros: Agatha, a senhora do mistério, também deslizava sobre ondas.

Durante uma viagem ao Havaí com o marido, aprendeu a surfar e se encantou. Foi uma das primeiras britânicas a surfar de pé. Ela mesma decretou que a atividade era "um dos prazeres físicos mais perfeitos".[5] Ela era tão ativa que contrariava jornalistas e fotógrafos que sonhavam em ter uma foto da grande escritora sentada em frente a uma escrivaninha. Em entrevistas, revelou que não existia tempo ou local adequado para escrever. Bastava-lhe um canto sem interrupções, com uma superfície estável para a máquina de escrever. Então, sua criatividade entrava em ação, conectando dados que conhecia com outros que imaginava.

Quem acompanhou os Jogos Olímpicos de Paris, em 2024, se surpreendeu com o atleta brasileiro Augusto Akio, o Japinha, que nos intervalos do skate era captado pelas câmeras fazendo malabarismos. Ele descobriu a arte após machucar o quadril e enfrentar uma cirurgia. Mais do que uma distração, o hobby o ajuda a controlar a ansiedade e manter o foco — verdadeiros desafios para pessoas com personalidade inquieta.[6]

Três anos antes, quem chamou a atenção foi o nadador Tom Daley, por um hábito incomum: até chegar sua vez de competir, o atleta britânico passava o tempo todo... tricotando! Trabalhos manuais carregam vários estigmas, mas pesquisas relatam os benefícios que trazem para a saúde física, mental e cognitiva, além de dar propósito e aumentar conexões sociais.[7]

Einstein, com seu violino e seu barco a vela, demonstra o valor imensurável do lúdico para a mente criativa. Ele abraçava essas atividades não apenas como formas de repouso, mas como elementos cruciais do seu processo criativo. Na cadência das cordas e na dança com o vento, o físico não estava fugindo da ciência; estava mergulhando em um estado de fluidez.

Repare: mesmo os gênios precisavam de tempo lúdico. Ou seria o tempo dedicado ao lúdico que os tornou gênios?

A ciência por trás do fenômeno

Nos primórdios da humanidade, o trabalho era apenas mais uma atividade entre tantas outras, não uma obsessão que dominava a vida. O tempo destinado ao ofício era limitado às necessidades básicas de sobrevivência: caçar, coletar, preparar alimentos e cuidar do abrigo. O restante do tempo, frequentemente considerável, era consagrado ao lazer, à socialização, à arte e ao descanso.

Mais de 95% da história humana foi vivida em sociedades de caçadores-coletores, nas quais as atividades prazerosas, espontâneas e lúdicas não eram vistas como supérfluas ou secundárias, mas como um componente central para a vida, essencial para a construção de laços comunitários, aprendizagem e bem-estar psicológico.

Como descobriu o neurocientista Jaak Panksepp, o lúdico não é um luxo evolutivo. É tão fundamental que tem seu próprio circuito neural dedicado — um dos sete sistemas emocionais primários presentes em todos os cérebros mamíferos. Existe por um motivo: é o mecanismo por meio do qual ensaiamos novos comportamentos, testamos possibilidades e aprendemos a navegar no desconhecido.[8] É, portanto, uma das formas mais naturais de desenvolvermos resiliência.

A cooptação corporativa

A verdade é que o mundo corporativo já percebeu que, nesses momentos de descontração, habilidades técnicas e comportamentais importantes são aprimoradas, valores culturais são transmitidos mais facilmente e complexidades da vida social e do mercado são exploradas de forma mais fluida.

Chamam isso de *mad skills*, habilidades loucas ou fora de série. Na visão dos recrutadores, o que você faz no seu tempo livre complementa seu perfil e pode antecipar como você lidará com desafios, tornando-o o candidato ideal para determinada empresa.

Essa estratégia também explica o boom de escritórios instagramáveis: escorregadores, bares, video games e piscinas de bolinhas.[9] Tudo planejado para parecer um playground — mas lembre-se das metas por trás do tobogã. O lúdico, aqui, é domesticado. Oferecido como isca, nem sempre como espaço real de liberdade.

Note o paradoxo fascinante: uma atividade aparentemente improdutiva, como jogar sinuca ou discutir uma obra de ficção russa do século XIX, torna-se fundamental para o desenvolvimento de inovações e soluções criativas, porque, nesse espaço de descontração, a mente pode vagar sem restrições e o pensamento pode divergir das convenções para explorar o reino do possível.

E aqui reside um risco ao qual poucos se atentaram: e se, aos poucos, começássemos a condicionar até nossos momentos mais íntimos de prazer à lógica da produtividade?

Quando até o amor pelo que fazemos vira KPI, algo fundamental se perde. É exatamente aí que nasce um dos fenômenos mais destrutivos da nossa era.

O assassinato silencioso do flow e a síndrome da paixão monetizada

Trabalhe com o que você ama e,
logo, você deixará de amar!
DITADO POPULAR

Imagine um jovem cheio de sonhos e entusiasmo, com uma paixão ardente por algo que lhe traz imensa alegria (pode ser arte, música, escrita ou qualquer outra atividade que desperte os seus talentos e paixões).

Agora imagine esse mesmo jovem, ao entrar na vida adulta, imerso em uma cultura que idolatra o sucesso financeiro e a produtividade acima de tudo. Aquele sonho — aquela paixão pura — começa a ser avaliado não pelo prazer que proporciona, mas pelo quanto pode render, expandir, escalar e lucrar.

Ele passa a monetizar o que ama. A fazer disso uma marca, um produto, uma carreira.

E então algo silencioso começa a acontecer: o que antes era espontâneo vira obrigação. O que era alegria vira performance. Surge, sem perceber, a **síndrome da paixão monetizada**. Em outras palavras: trabalhe com o que você ama que, nos moldes atuais, logo deixará de amar.

E quando a paixão começa a adoecer, o que buscamos como antídoto? Mais imersão? Mais presença? Mais sentido? Mas foi exatamente isso que você acabou de corroer, sem nem mesmo perceber. Você matou o seu **flow**!

Você provavelmente já ouviu falar dele. Popularizado pelo psicólogo Mihaly Csikszentmihalyi nos anos 1990, o flow é o estado mental em que estamos completamente absorvidos em uma atividade, com foco intenso e engajamento profundo.

Atletas chamam de "estar na zona", artistas descrevem como momentos de inspiração perfeita, e profissionais de tecnologia buscam essa imersão completa para codificar durante horas. O próprio Mihaly chamou originalmente de "experiências ótimas".

Entrar no estado de flow é maravilhoso. Realmente é. Estudos mostram que entrar no flow com mais frequência está diretamente ligado ao seu bem-estar na vida. O flow pode ser descrito como o ápice da experiência humana, mas ele também é limitado de maneiras que raramente discutimos.[10]

Para experimentar o flow, você precisa de:

- Um desafio perfeitamente calibrado às suas habilidades;
- Metas claras e feedback imediato;
- Ambiente sem distrações;
- Sensação de "quase" controle.

Quantas vezes essas condições ideais se alinham em sua vida? Exatamente. Parece um verdadeiro eclipse! E essa tem sido minha experiência ao longo de anos ajudando profissionais a encontrar esse estado.

A exaustão coletiva está intimamente ligada à erosão do flow profundo, do lazer ou do hobby genuíno, sublinhando uma visão de trabalho impregnada de sofrimento que tem adoecido nossa sociedade. Parece que temos a tendência de canalizar qualquer atividade para servir exclusivamente aos interesses da produtividade.

Caminhos para o flow

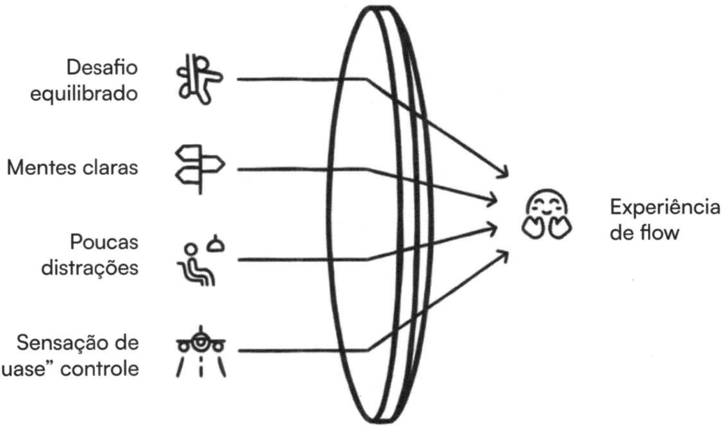

Mas aqui está o problema: quando monetizamos uma paixão, corrompemos exatamente essas condições. As metas deixam de ser internas para se tornarem externas (lucro, *likes*, reconhecimento). O feedback imediato é substituído pela ansiedade por resultados financeiros. O ambiente se contamina com pressões comerciais. Embora, em princípio, isso possa parecer uma oportunidade incrível, há um impacto psicológico profundo e frequentemente negativo oculto por trás disso.

Quando o flow se torna o foco da produtividade e da fonte de renda, a dinâmica muda radicalmente. O que antes era uma atividade prazerosa e livre de pressões agora está carregada de expectativas.

A motivação intrínseca se mistura com a necessidade de sucesso financeiro, e a atividade lúdica se transforma na pior face do trabalho. É aqui que começa o conflito interno.

Lembrei-me de uma amiga, uma incrível cantora de jazz, que deixou de cantar devido à angústia que os palcos lhe causavam. E ela não está sozinha.

A arte da fotografia, por exemplo, pode ser um hobby que traz alegria e satisfação. Contudo, quando o fotógrafo amador começa a vender suas fotos, ele pode sentir a pressão de produzir constantemente para agradar clientes e manter um fluxo de renda.

A liberdade criativa pode ser comprometida pela necessidade de atender às demandas do mercado. A paixão pura é contaminada pela obrigação de ser comercialmente viável.

Na era das redes sociais, a pressão para transformar paixões em fontes de renda é exacerbada. Plataformas como Instagram e YouTube estão repletas de histórias de sucesso — influenciadores, artistas e empreendedores que construíram impérios a partir de suas paixões.

Essas narrativas, embora inspiradoras, também estabelecem um padrão irrealista. Elas sugerem que, para ser bem-sucedido e feliz, é preciso transformar todas as paixões em negócios lucrativos.

O amor pela atividade se transforma em uma fonte de ansiedade, e a linha entre trabalho e lazer se torna cada vez mais tênue. A pessoa começa a medir o valor de sua paixão pelos *likes*, seguidores e ganhos financeiros, e não mais pela alegria e satisfação pessoal.

A sensação de que cada momento de lazer deve ser produtivo e lucrativo pode gerar um ciclo de estresse e exaustão. O prazer intrínseco da atividade se perde, e o indivíduo pode se sentir preso a uma armadilha criada por ele mesmo.

Além disso, o constante confronto com o sucesso aparente dos outros nas redes sociais pode levar a sentimentos de inadequação e baixa autoestima. Comparar-se constantemente com influenciadores de sucesso pode criar uma percepção distorcida de valor próprio, na qual a medida do sucesso é definida exclusivamente pela rentabilidade da paixão.

Hoje, existe até uma palavra para explicar uma forma diferente de estresse que ocorre nos dias de descanso: o *stresslaxing*. Diante de um horizonte de possibilidades sobre o que fazer com o tempo livre, as pessoas acumulam sintomas físicos (como insônia e dor de cabeça), têm dificuldade de concentração e sofrem mudanças comportamentais (de irritação a crises de choro).[11]

O fenômeno não é recente. Segundo a Associação Americana de Psicologia, cerca de 30% a 50% das pessoas já sofriam desse tipo de estresse há quase quarenta anos. Desde então, as estatísticas só aumentam, impulsionadas pelos algoritmos e pela cultura de alta performance.[12]

É por isso que alguns países já criaram leis e práticas que fomentam a desconexão do trabalho. A França foi pioneira — e polêmica! — ao regulamentar, em 2017, uma lei que preserva o tempo do funcionário fora do expediente. Isso quer dizer que ele não precisa, em tese, atender ligações ou responder mensagens. O exemplo foi seguido por outros países.[13]

Alguns antídotos antes de seguir: preservando o sagrado

A lição a ser extraída dos caçadores-coletores é que momentos de descontração são um elemento integrante do trabalho, e não oposto a ele. **É no entrelaçamento das obrigações e do prazer que encontramos o equilíbrio para vidas mais ricas e satisfatórias.**

ESTRATÉGIAS DE PROTEÇÃO:

1. **Regra 80/20:**
   Mantenha 80% de suas atividades lúdicas
   livres de monetização;

2. **Santuários de paixão:**
   Determine espaços e tempos sagrados em que
   a atividade existe apenas pelo prazer;

3. **Rotação de paixões:**
Alterne entre diferentes hobbies para evitar que todos sejam monetizados;

4. **Detox digital periódico:**
Desconecte-se regularmente das pressões de performance on-line.

O resgate da essência da atividade lúdica é a resposta à síndrome da paixão monetizada, separando o prazer intrínseco da pressão extrínseca. É uma convocação para se lembrar da criança que brincava sem motivo, que corria pelo simples prazer do movimento, que experimentava o mundo com curiosidade e não com expectativa de resultado.

Mas como essa criança interior pode nos guiar de volta à liberdade? Como transformar esse entendimento em uma revolução pessoal que transcenda o conceito tradicional de lazer?

A resposta está em compreender um estado que já começamos a explorar no começo deste capítulo — um fenômeno que a ciência moderna redescobriu, mas que sempre esteve inscrito em nosso DNA evolutivo.

O estado lúdico ou estado de play

É por isso que precisamos falar do que chamo de **estado de play**, um fenômeno que não se resume a uma simples brincadeira ou um jogo, como a tradução literal para o português sugere. O termo transcende fronteiras linguísticas e culturais, evocando um sentido universal de diversão, espontaneidade, criatividade e engajamento. É um campo de estudo multidisciplinar que vem sendo pesquisado por diversas áreas do conhecimento.

Aqui vamos manter a palavra "play" para o fenômeno, em seu idioma original, para honrar sua essência e evitar interpretações limitantes.

O play é expresso por atividades e comportamentos lúdicos, espontâneos e prazerosos que nos permitem explorar, criar e experimentar a vida de maneira única. É, praticamente, um impulso intrínseco que nos acompanha ao longo de toda a vida. Oferece um refúgio do mundo das obrigações — um espaço onde podemos explorar, imaginar e ser, sem as pressões por resultados tangíveis.

O irmão mais versátil do flow

Play é como o irmão mais versátil e adaptável do flow. É, na verdade, sua porta de entrada principal.

Em vez de exigir condições perfeitas, esse estado cria seu próprio contexto. Em vez de depender de estruturas externas, gera estrutura internamente. Em vez de ser interrompido por surpresas e mudanças, prospera com elas. Pense no flow como um canal estreito e profundo, enquanto play é um delta de rio expansivo com múltiplos caminhos e possibilidades. O play é a porta de entrada para o flow profundo!

Uma definição inicial

O play são as artes, os esportes, a contemplação, os hobbies, o riso e toda expressão humana que não está apenas lutando para sobreviver. Defino como um estado-processo biopsicossocial adaptativo, caracterizado por:

- **Engajamento flexível**, que ressignifica o estresse por meio da recontextualização;

- **Abertura à possibilidade**, em vez de fixação em resultados específicos;
- **Capacidade de alternar** entre imersão e consciência, entre foco e perspectiva ampla;
- **Integração de cognição, emoção e sensação física** em uma experiência unificada.

Como o pesquisador Stuart Brown observa após cinquenta anos estudando o fenômeno: "Play é mais do que uma atividade. É um estado de espírito".[14]

O verdadeiro valor do play está em sua capacidade de nos revitalizar e nos inspirar, proporcionando um contraponto necessário à rigidez e à seriedade do trabalho.

O ciclo do estado de play

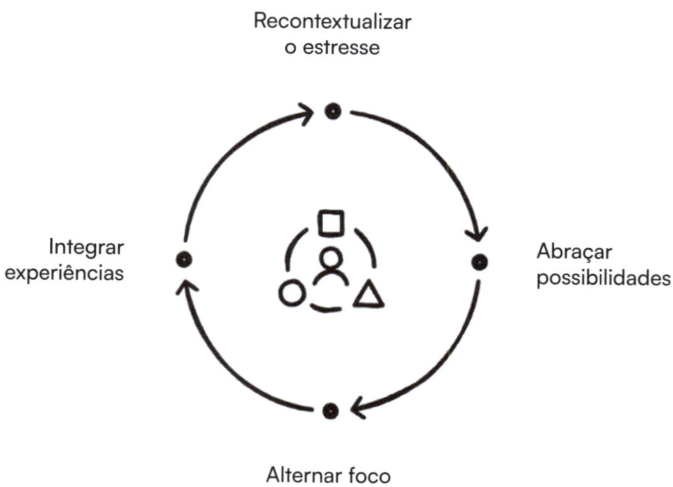

Play vs. flow: a comparação definitiva

Para entender por que o play oferece vantagens exclusivas, criei uma tabela para ilustrar esses dois estados irmãos:

ASPECTO	FLOW	PLAY
Definição	Estado de concentração focada, no qual desafio e habilidade estão equilibrados	Estado-processo biopsicossocial caracterizado por liberdade, imprevisibilidade e engajamento intrínseco
Objetivo	Desempenho otimizado e produtividade	Exploração, descoberta e expressão
Estrutura	Metas claras, feedback imediato	Estrutura emergente, regras flexíveis
Atitude	Seriedade, concentração absoluta	Leveza, curiosidade, humor
Relação com regras	Aceita e segue regras estabelecidas	Brinca com as regras, as transforma
Lócus de controle	Externo (o desafio determina parâmetros)	Interno (o indivíduo cria e modifica)
Benefícios neurológicos	Consolidação de habilidades existentes	Neuroplasticidade, novas conexões
Relação com o tempo	Distorção temporal (o tempo passa rápido)	Presente expandido (atemporalidade)
Acesso	Requer condições específicas	Acessível em quase qualquer contexto
Resultado	Previsível dentro de parâmetros	Imprevisível, surpreendente

O flow é excelente para otimizar o desempenho dentro de parâmetros conhecidos, enquanto o play se sobressai em exploração, inovação e adaptação a circunstâncias mutáveis

Com base nos conceitos desenvolvidos pelo neurocientista Gregory Berns sobre o tema,[15] **o flow é tomar o cérebro que você tem e fazê-lo funcionar de maneira ideal. O play é mudar fundamentalmente o cérebro que você tem.** Pense nisso como a diferença entre tentar forçar uma planta a crescer puxando-a versus criar as condições ideais para seu desenvolvimento natural.

O play cria o ecossistema neurológico, emocional e social onde o flow pode florescer espontaneamente, enquanto oferece benefícios adicionais que o flow sozinho não proporciona.

Em um mundo de rápidas mudanças, a capacidade de adaptação pode ser mais valiosa do que a experiência acumulada. O play traz leveza à vida ao valorizar as simulações. Se as regras mudam, ele nos ajuda a explorar novos caminhos. A exaustão perde espaço para a diversão, porque o play não exaure, ele preenche; não ilude, realiza.

Um campo de estudo legítimo

E já aviso aos mais céticos: ao contrário do que o nome sugere, o play não é mais uma modinha. Tornou-se um campo de estudo e ciência, dedicado a compreender e explorar os benefícios dessa prática, bem como sua importância em nossas vidas. Pesquisadores e especialistas têm se dedicado a investigar como esse estado afeta nosso bem-estar, desenvolvimento pessoal, aprendizado, criatividade e relacionamentos.

No fim, o play é uma ferramenta para ajudar a resgatar a liberdade cognitiva e se tornar um ser autônomo, mesmo que o sistema insista em nos impor caminhos cada vez mais padronizados e sufocantes. É a chance de aprender e crescer, de explorar e experimentar. É a oportunidade de viver com mais bem-estar e encontrar novas formas de sermos nós mesmos.

Sim, existe uma ciência por trás do play — e é isso que vou demonstrar adiante.

CAPÍTULO 5

A CIÊNCIA DO PLAY

Vamos começar nossa jornada pelos primórdios da civilização, quando o play era um componente vital da vida cotidiana. Como relatei brevemente no capítulo anterior, nossos ancestrais eram *players* natos.

Imagine as crianças das cavernas jogando uma versão primitiva de "esconde-esconde" entre as rochas, ou os adultos competindo em uma corrida de velocidade com peles de mamute como prêmio. Parece divertido, não é?

E o que dizer dos gregos antigos?

Eles reconheciam o valor do brincar. Platão, em seus diálogos, argumentava que as atividades lúdicas eram cruciais para a formação do caráter desde a infância, estabelecendo as bases de uma vida virtuosa.

Para ele, o play não era apenas diversão, mas um elemento essencial para o desenvolvimento de um ser humano pleno.[1]

À medida que avançamos na história, descobrimos que o play assumiu muitas formas e desempenhou diversos papéis em diferentes culturas.

Em alguns lugares, era uma maneira de ensinar habilidades de sobrevivência para os mais jovens. Em outros, uma forma de celebração ou devoção religiosa. Em todos, no entanto, tratava-se de uma maneira de reunir as pessoas, fortalecer os laços comunitários e tornar a vida um pouco mais agradável.

E isso, querido leitor, é apenas o começo!

As nuances culturais do play são tão vastas quanto o próprio globo. Da dança ritual africana ao jogo de xadrez chinês antigo, cada cultura tem suas formas únicas de play, todas refletindo e informando suas tradições e seus valores culturais.

É exatamente essa amplitude que torna o play tão importante e, ao mesmo tempo, tão difícil de ser definido. Ele sempre foi estudado sob diversos nomes e em suas diferentes formas. Seja na antropologia, na psicologia, na sociologia, na pedagogia, na neurociência, na biologia... A lista não para. É um campo multidisciplinar que, hoje, chamo de ciência do play, apesar de poucos usarem essa denominação.

O renomado psiquiatra Stuart Brown, fundador do National Institute for Play, oferece uma perspectiva abrangente sobre o play em suas pesquisas e em seus estudos. Ele o define como um estado de espírito que envolve imersão total no momento presente, senso de curiosidade, imaginação e criatividade. O autor destaca ainda que **"o play não é limitado a crianças — ele é uma parte essencial da experiência humana ao longo da vida"**.[2]

Brown acredita que o play é fundamental para um desenvolvimento saudável, pois promove a adaptação, a flexibilidade cognitiva e a resolução de problemas, uma vez que permite que os indivíduos experimentem, pratiquem diferentes habilidades, testem suas capacidades e aprendam com os erros de forma segura e divertida.

Ele enfatiza também que o play é uma fonte de prazer, satisfação e conexão social. Ao se envolverem em atividades lúdicas, as pessoas experimentam uma sensação de alegria, leveza e engajamento, o que contribui para o bem-estar emocional e o desenvolvimento de relacionamentos positivos.

A perspectiva de Brown nos convida a reconhecer a importância desse estado em todas as fases da vida e em diversas áreas, desde a educação até o trabalho e os relacionamentos. Ele nos encoraja a abraçar o play como parte essencial da experiência humana e a explorar seu potencial para o crescimento pessoal e o desenvolvimento de uma vida mais significativa.

Ao compreender a definição de Stuart Brown, ampliamos nossa compreensão desse fenômeno como uma atividade fundamental para o bem-estar, a criatividade, a resiliência e a conexão com os outros. Ao adotar uma abordagem lúdica em nossas vidas, abrimos espaço para a alegria, a exploração e a autenticidade, permitindo-nos alcançar nosso potencial máximo e desvendar o poder transformador do play.

Segundo a perspectiva desse acadêmico, os elementos do play podem ser identificados em diversas atividades lúdicas. São elementos essenciais presentes durante o engajamento em atividades:

- **Intrínseco:** o play é motivado por si só, ou seja, é uma atividade realizada pelo prazer que proporciona, e não por recompensas externas ou obrigações;
- **Voluntário:** trata-se de uma escolha livre, na qual os participantes têm autonomia para decidir se querem ou não se envolver na atividade lúdica. Não há coerção ou obrigação envolvida;
- **Imaginativo:** o play envolve a capacidade de criar e explorar um mundo imaginário, em que as regras da realidade podem ser suspensas. A imaginação é estimulada e o pensamento criativo, encorajado;
- **Não literal:** durante o play, as ações e as regras podem se afastar do contexto literal, permitindo mais liberdade de expressão e interpretação. As atividades podem ter um elemento de fantasia, simbolismo ou representação metafórica;

- **Flexível:** é um fenômeno caracterizado por ser flexível e adaptável. As regras podem ser modificadas ou criadas durante o processo, de acordo com a criatividade e a interação dos participantes. A flexibilidade permite a exploração de diferentes possibilidades e soluções;
- **Ativo e envolvente:** é uma atividade que envolve participação física, mental e emocional. Os participantes estão engajados de forma plena, aproveitando a experiência de maneira imersiva;
- **Seguro:** o play oferece um ambiente seguro e protegido, no qual os erros não têm consequências graves. Por isso, permite a experimentação, o aprendizado por tentativa e erro e a exploração de limites sem medo de punição ou julgamento severo.

Esses elementos fornecem uma estrutura conceitual para entendermos as características essenciais das atividades lúdicas. São aspectos que nos ajudam a reconhecer sua importância em nossas vidas, permitindo-nos experimentar, aprender, criar e nos conectar de maneira divertida, significativa e autêntica.

A Revolução Neurocientífica

Você conhece Kary Mullis? Talvez não! Mas, sem dúvida, você foi impactado por ele. A resposta começou a se desenhar em uma tarde de 1983, quando um bioquímico exausto chamado Kary Mullis decidiu abandonar temporariamente seu laboratório e ir em direção ao mar.

Ele estava imerso há meses em um mundo de tubos de ensaio, reagentes e microscópios, tentando decifrar o enigma da replicação do DNA. Cada dia no laboratório era uma maratona de testes e experimentos, um turbilhão de sucessos e fracassos. A pressão para resolver esse quebra-cabeça científico era imensa.

Era como se ele estivesse perdido, sem encontrar a saída. As equações, as reações químicas, as amostras de DNA, tudo parecia girar em um redemoinho incessante de complexidade.

Foi então que Mullis decidiu dar um tempo. Fechou os livros, deixou de lado os tubos de ensaio e se desligou do mundo científico por um momento. Retirou-se para sua atividade de lazer favorita: o surfe (novamente ele). Aquela sensação da areia sob seus pés, o som das ondas quebrando, o cheiro do mar... foi o antídoto perfeito para o estresse do laboratório.

Enquanto dirigia em direção à sua casa de campo para o fim de semana, algo extraordinário aconteceu. Um lampejo de inspiração cortou a névoa de confusão em sua mente. De repente, concebeu a técnica de Reação em Cadeia da Polimerase (PCR) — uma descoberta que lhe renderia o Prêmio Nobel de Química em 1993[3] e que salvaria milhares de vidas durante a pandemia.

A centelha que acendeu essa descoberta surgiu não no laboratório, mas durante um intervalo lúdico do trabalho incessante.

As descobertas de Jaak Panksepp

Décadas depois, o neurocientista Jaak Panksepp faria uma descoberta que explicaria cientificamente o que aconteceu com Mullis. Quando inseriu eletrodos no cérebro de ratos jovens, descobriu algo surpreendente: o play ativava mais circuitos cerebrais do que qualquer outro comportamento estudado.

Não apenas isso, estimulava a produção de BDNF (Fator Neurotrófico Derivado do Cérebro), uma proteína que literalmente promove o crescimento de novos neurônios e conexões.

Panksepp descobriu que o lúdico não é um luxo evolutivo. É tão fundamental que tem seu próprio circuito neural dedicado — um dos sete sistemas emocionais primários presentes em todos os cérebros mamíferos. Ele existe por um motivo: é o mecanismo pelo qual ensaiamos novos comportamentos, testamos possibilidades e aprendemos a navegar no desconhecido.[4]

O que acontece no cérebro durante o play

Em humanos, estudos de neuroimagem mostram que o play:

1. **Ativa o córtex pré-frontal ventromedial** (empatia e simulação mental) enquanto desativa temporariamente o córtex pré-frontal dorsolateral (regras rígidas e inibições);

2. **Aumenta a conectividade entre redes neurais** normalmente independentes, como a rede de modo padrão (criatividade, imaginação) e a rede de controle executivo (foco, direcionamento);

3. **Libera um coquetel único de neurotransmissores** — dopamina oscilante (não constante como no flow), endorfinas elevadas e períodos alternados de noradrenalina —, criando um estado neurológico ideal para novas conexões e insights;

4. **Reduz a atividade da amígdala** (centro do medo) enquanto mantém o cérebro em estado de alerta positivo.[5]

A dimensão social do play

O play não é apenas uma experiência individual, mas um fenômeno fundamentalmente social. O antropólogo Robin Dunbar destaca que o riso e a brincadeira são ferramentas essenciais para a construção de confiança, coesão de grupo e redução de hierarquias sociais.[6]

Em ambientes coletivos, o play cria um espaço de segurança psicológica, onde as pessoas se sentem mais à vontade para colaborar, inovar e compartilhar vulnerabilidades.

Grupos que compartilham momentos lúdicos desenvolvem laços mais fortes e apresentam maior capacidade de resolver conflitos de forma criativa e empática. Incorporar o play nas relações interpessoais é uma estratégia poderosa para fortalecer comunidades e equipes, tornando-as mais resilientes e adaptáveis às mudanças.

Como observou a antropóloga evolutiva Isabel Behncke após estudar bonobos (nossos parentes mais próximos que usam play para processar praticamente tudo): "O play não é frívolo. É como os bonobos e humanos navegam em um mundo de constante mudança".[7]

Benefícios cognitivos e sociais do play

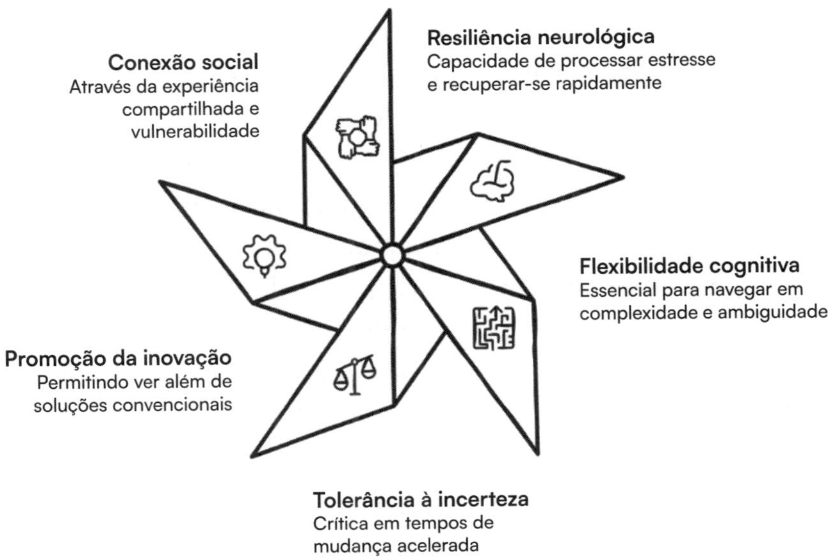

Play como antídoto para a exaustão

A Organização Mundial da Saúde (OMS) reconhece o burnout como um dos principais desafios da vida moderna. Estudos recentes mostram que práticas lúdicas regulares atuam como um antídoto natural à exaustão,[8] modulando o eixo HPA (hipotálamo-pituitária-adrenal) e reduzindo os níveis de cortisol, hormônio do estresse.[9]

O play ativa estados de relaxamento e recuperação, promovendo saúde mental e emocional. Incorporar momentos lúdicos ao cotidiano pode prevenir sintomas de burnout, aumentar a satisfação no trabalho e fortalecer a resiliência diante de pressões constantes.

Como Stuart Brown observa: **"O oposto de play não é trabalho. É depressão".**

Playfulness (estado) vs. play (atividade)

É importante diferenciar play, enquanto atividade ou comportamento observável, de playfulness, que é um traço ou estado de personalidade. O psicólogo René Proyer desenvolveu instrumentos psicométricos que permitem mensurar o quanto uma pessoa tende a adotar uma postura lúdica diante da vida, independentemente da atividade em si.[10] Pessoas com alto nível de playfulness conseguem transformar até tarefas rotineiras em experiências criativas e prazerosas, demonstrando flexibilidade, humor e abertura para o inesperado.

Já o play, como atividade, pode ser qualquer coisa lúdica para você. Reconhecer e cultivar o playfulness é fundamental para tornar o play uma prática cotidiana, e não apenas um evento esporádico. Em um mundo onde a eficiência e a eficácia muitas vezes dominam nossas agendas, redescobrir o play genuíno pode ser a chave para a cura de nossa sociedade exausta e para a redescoberta de um sentido de propósito desvinculado do trabalho.

Ao promover essa visão, convido você a reavaliar sua relação com o trabalho, buscando uma harmonia e uma integração mais profunda do play em todas as áreas da sua vida.

O paradoxo da nossa era: mais diversão, menos play

A ironia é que vivemos em uma época de entretenimento sem precedentes. Mais filmes, jogos, redes sociais e conteúdo digital do que jamais poderíamos consumir em várias vidas. No entanto, muito desse "entretenimento" não constitui um play genuíno.

O play autêntico é ativo, não passivo; criativo, não apenas consumista; frequentemente social, não isolado; e, principalmente, é autodirecionado em vez de algoritmicamente manipulado.

Estamos confundindo distrações com diversão e passando cada vez menos tempo em estados de play genuíno, que de fato renovam nosso espírito. E, sem acesso regular ao estado de play, nos tornamos menos adaptáveis, menos criativos, menos resilientes e, ultimamente, menos humanos.

Aqui estão alguns sinais que podem indicar privação crônica de play genuíno:[11]

COMPORTAMENTOS LIMITANTES
(DÊ CHECK ONDE VOCÊ SE PERCEBE)

[ ] **Rigidez excessiva**: dificuldade em adaptar-se a mudanças ou ver situações de diferentes perspectivas;

[ ] **Reatividade emocional**: respostas exageradas a pequenas frustrações ou contratempos;

[ ] **Foco constante em produtividade**: incapacidade de fazer algo "apenas por fazer";

[ ] **Medo desproporcional de falhar**: evitar situações em que o resultado é incerto;

[ ] **Fixação em status e validação externa**: preocupação constante com a forma como você é percebido;

[ ] **Perda de criatividade**: bloqueios criativos persistentes e dificuldade em gerar novas ideias;

[ ] **Sensação crônica de tédio**: paradoxalmente, pessoas privadas de play frequentemente relatam tédio persistente.

Se você reconheceu vários desses sinais em si mesmo, não se preocupe: você não está sozinho, e há um caminho de volta. A seguir, apresentarei estratégias práticas para superar esses bloqueios e redescobrir sua capacidade inata para o play.

FAÇA AGORA #4:
REFLITA SOBRE O PLAY EM SUA VIDA

INSTRUÇÕES: Tire alguns minutos para refletir sobre as questões a seguir. Se quiser, anote os insights que surgirem.

O que me impede de ser mais brincalhão e leve em minhas ações cotidianas?

....

....

....

....

....

....

Como posso acolher a imperfeição como parte do processo criativo?

....

....

....

....

....

....

CAPÍTULO 6

POR ONDE COMEÇAR

Por onde começar? Provavelmente essa é a pergunta que não para de pipocar na sua cabeça. A ciência do play evoluiu consideravelmente nas últimas décadas, revelando como diferentes atividades têm impacto profundo no desenvolvimento cerebral e na saúde mental. Hoje, já é possível mapear as preferências individuais de cada pessoa, identificando os tipos de atividades mais eficazes de acordo com suas personalidades. Eu tenho um acervo enorme de práticas e exercícios, e vou compartilhar alguns com você aqui.

Um ponto de partida poderoso é o que chamo de **arqueologia do play**, que consiste em redescobrir atividades que trouxeram alegria genuína em fases anteriores da vida, especialmente antes que considerações de produtividade ou status social se tornassem dominantes.

FAÇA AGORA #5: MAPEANDO SUA ARQUEOLOGIA PESSOAL DO PLAY

Este exercício revelador tem ajudado centenas de pessoas a redescobrirem sua natureza lúdica autêntica:

Passo 1: Faça uma lista de atividades que você adorava entre 7-12 anos

Passo 2: Para cada atividade, identifique o elemento central que a tornava agradável (Criação? Exploração? Desafio físico? Imersão imaginativa?)

Passo 3: Considere como esses mesmos elementos poderiam se manifestar em atividades acessíveis hoje

Passo 4: Escolha uma das atividades e comprometa-se a experimentá-la dentro de uma semana

Exemplo transformador

Uma participante compartilhou: "Percebi que passava horas construindo 'casas' elaboradas com lençóis e móveis quando era criança. O elemento central era a criação de espaços. Agora redescobri essa alegria através de jardinagem e redesenho de interiores, atividades que nunca havia conectado com aquele prazer da infância".

Redescobrindo a alegria do play

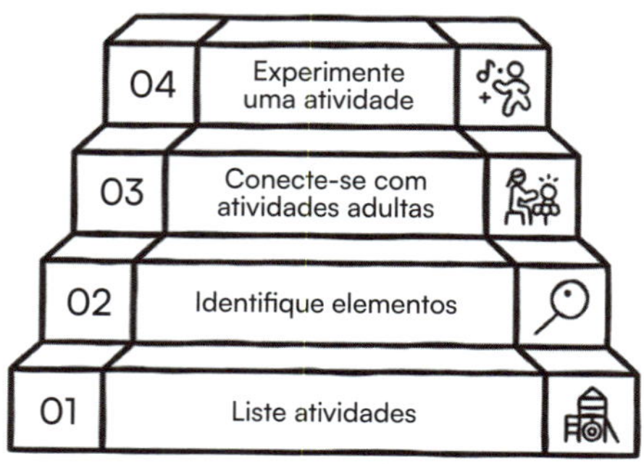

Cultivando hobbies verdadeiros

Um hobby verdadeiro não é apenas passatempo para preencher tempo, é um domínio escolhido para exploração e expressão sem pressão de desempenho ou resultado.

São características de hobbies vibrantes:

- **Expansibilidade**: oferecem infinitas possibilidades para exploração e desenvolvimento;
- **Singularidade**: expressam algo único sobre você;
- **Autonomia**: são motivados intrinsecamente, não por expectativas externas;
- **Presença**: convidam ao engajamento total no momento presente.

A essência dos hobbies vibrantes

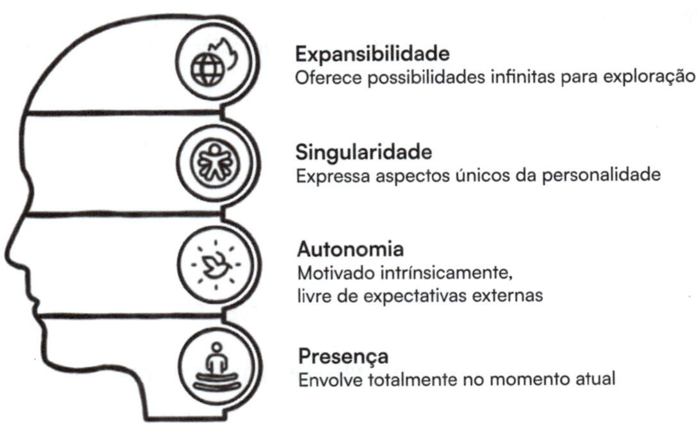

Eu mesmo passei boa parte da vida adulta como um ávido montador de quebra-cabeças, uma prática que descrevo como "reorganizando o universo em uma mesa de jantar".

- **Dica para começar:** se a ideia de um hobby parece esmagadora, comece com o microflow — atividades pequenas, mas absorventes, que podem ser facilmente integradas à vida cotidiana. Exemplos incluem elaborar composições fotográficas com seu smartphone, observar pássaros durante caminhadas ou cultivar um pequeno jardim de ervas.

Um dos maiores equívocos sobre o play é acreditar que ele requer grandes blocos de tempo dedicados. Na realidade, até mesmo micromomentos ao longo do dia podem transformar sua experiência e seu estado mental.

Transformação através de micromomentos de play

Identificação de micromomentos → Ativação de micromomentos de play → Experiência transformada → Estado mental melhorado

Criando um "oásis de play" em sua casa

Nossos ambientes físicos influenciam profundamente nossos estados mentais. Projetar deliberadamente espaços que convidam ao play pode transformar significativamente a frequência e a qualidade desses momentos.

Os elementos que compõem espaços lúdicos eficazes são:

1. **Delimitação**: uma fronteira clara que separa esse espaço de áreas "produtivas";
2. **Estímulo sensorial**: cores, texturas e sons que convidam ao engajamento;
3. **Acessibilidade**: ferramentas e materiais prontos para uso, não guardados;
4. **Imperfeição permitida**: ausência de pressão para manter arrumação perfeita;
5. **Personalização**: reflexo dos seus interesses e estética específicos.

Esses espaços não requerem um cômodo dedicado — podem ser um canto, uma prateleira ou até mesmo uma caixa que simbolize "tempo de play".

- **Exemplo:** após criar um pequeno "estúdio" no canto de sua sala de estar com materiais de arte sempre disponíveis, uma mãe solteira atarefada descobriu que estava criando arte três vezes mais frequentemente, mesmo que por apenas 10-15 minutos por vez.

Quem é você no play?

Você já notou como o play é frequentemente acompanhado de risadas e sorrisos? Isso não é por acaso. Ele tem um poder mágico de melhorar nosso humor e nos fazer sentir bem. Quando nos envolvemos em atividades lúdicas, nosso cérebro libera endorfinas e dopamina, neurotransmissores associados à sensação de prazer e felicidade. É como se o play ativasse o interruptor da alegria em nosso cérebro.

Você tem noção do poder de um sorriso? A história a seguir responde muito bem essa questão.

Hunter "Patch" Adams, um estudante de medicina, sempre foi diferente dos colegas. Ele não via a medicina apenas como um campo de estudo científico, mas como uma arte de cura que vai muito além de medicamentos e cirurgias. Ele acreditava que o play era parte essencial da jornada de recuperação dos pacientes.

Patch ficou famoso por seu jaleco colorido, nariz de palhaço e sorriso contagiante — e ganhou ainda mais notoriedade com o filme que leva seu nome, estrelado pelo ator Robin Williams. Ele fazia malabarismos, contava piadas e fazia caretas, tudo para arrancar um sorriso de seus pacientes.[1] Agora, você pode se perguntar: um hospital é lugar para isso?

Patch Adams definitivamente acreditava que sim. O play era a marca registrada do Dr. Adams — e não se limitava apenas ao entretenimento. Ele entendia que esse elemento trazia alívio para o estresse e a ansiedade dos pacientes. Sabia que o riso podia ser um poderoso analgésico, ajudando a aliviar a dor e aumentar a sensação de bem-estar.

Patch Adams não restringiu a utilização do play à prática individual. Ele fundou o Instituto Gesundheit!, um hospital gratuito no qual o play é parte integrante do processo de cura. Seu objetivo era transformar a medicina, tornando-a mais humana, mais alegre e mais envolvente.

A história de Patch Adams nos ensina uma lição valiosa: a cura é mais do que apenas tratar um corpo doente. É sobre tocar uma alma, trazendo alegria e esperança nos momentos mais difíceis.

O play é uma ferramenta de cura capaz de transformar a experiência de um paciente e promover um ambiente de positividade e otimismo.[2] Além disso, ajuda na desconexão das preocupações cotidianas e na criação de um estado de imersão total.

A essa altura, você já deve ter percebido que a mágica não está na atividade em si, mas na atitude. Isso significa que você não precisa esperar por momentos "especiais" de play para experimentar seus benefícios — e é exatamente por isso que o play pode assumir diversas formas e manifestações, cada uma com benefícios únicos para o desenvolvimento pessoal e o bem-estar.

Vamos mergulhar nesse conteúdo para descobrir suas características e como elas podem ser aplicadas em diferentes contextos.

Deixe-me apresentar a **Teoria dos Oito Tipos de Personalidade**, criada por Stuart Brown,[3] que descreveu os diferentes estilos de engajamento lúdico. Segundo ele, cada personalidade tem preferências próprias em relação ao envolvimento com o play, como podemos ver na tabela a seguir:

TIPO DE PERSONALIDADE	CARACTERÍSTICAS	SINAIS DE IDENTIFICAÇÃO
Competidor	Indivíduo que adora jogos competitivos, desafios e competições. É motivado pela emoção da competição e pela busca da vitória. Destaca-se em jogos que envolvem estratégia, habilidade e superação de desafios.	Entusiasmo com a ideia de competir em jogos ou esportes; prazer em se superar; superação e destaque em situações competitivas.
Explorador	Indivíduo com espírito aventureiro, que adora explorar novos ambientes, descobrir coisas novas e experimentar diferentes atividades. Busca constantemente novas experiências e fica entediado com a rotina.	Entusiasmo ao descobrir novos lugares, experimentar novos hobbies ou atividades; desejo inato de explorar o desconhecido.
Artista	Indivíduo altamente criativo, que adora usar sua imaginação para criar. Diverte-se ao desenvolver ideias, inventar histórias, projetar objetos ou criar arte.	Entusiasmo e inspiração em atividades de criação, como desenho, pintura, escrita, projetos; experiência com diferentes formas de expressão criativa.

Joker	Indivíduo com senso de humor acentuado, que adora fazer piadas, rir e trazer leveza para qualquer situação. É conhecido por seu espírito brincalhão e sua capacidade de encontrar diversão nas coisas simples da vida.	Apreciador do humor, de piadas, de fazer brincadeiras; procura formas de trazer um clima divertido para o ambiente.
Colecionador	Indivíduo com paixão por coletar objetos — sejam eles itens raros, selos, cartões de beisebol, figurinhas ou qualquer outra coisa que desperte seu interesse. Diverte-se pesquisando, organizando e exibindo sua coleção.	Entusiasmo por adquirir e categorizar itens colecionáveis, bem como investir tempo e energia na expansão da sua coleção; satisfação ao exibir seus itens.
Aventureiro	Indivíduo que busca emoção e adrenalina. Adora desafiar limites e se envolver em atividades de alto risco, como esportes radicais, escalada ou paraquedismo. Sente-se vivo quando envolvido em atividades que proporcionam uma dose extra de emoção e sensações intensas.	Entusiasmo por atividades emocionantes, disposição para correr riscos calculados em busca de aventura. Sente-se atraído por esportes radicais e busca constantemente novas experiências emocionantes.
Cinestésico	Indivíduo com uma conexão especial com o movimento e o corpo. Diverte-se ao se envolver em atividades físicas, explorando o mundo através do movimento, do toque e da experimentação tátil.	Entusiasmo pela prática de esportes e por atividades que envolvem o contato físico, como dança, yoga, artes marciais ou qualquer forma de movimento corporal.
Contador de histórias	Indivíduo com uma veia criativa apurada para narrar e compartilhar histórias. Diverte-se ao contar e ouvir histórias, transmitindo experiências, emoções e conhecimento através da narração.	Entusiasmo pelas várias formas de contar uma história — escrita, oral ou até mesmo por meio de encenações. Satisfação em envolver as pessoas em narrativas e despertar a imaginação delas.

Fonte: Adaptado de Stuart Brown; Christopher Vaughan. *Play: How it Shapes the Brain, Opens the Imagination, and Invigorates the Soul.* Nova York: Avery, 2009.

É importante destacar que muitas pessoas podem se identificar com mais de um tipo de personalidade, pois nossas preferências podem variar dependendo do contexto e de nossos interesses individuais.

Um repertório completo de práticas transformadoras e a jornada de uma descoberta

Depois de anos mergulhando nas pesquisas sobre play, desde os trabalhos pioneiros de Johan Huizinga em *Homo Ludens*[4] até os estudos contemporâneos de Stuart Brown no National Institute for Play, deparei-me com uma lacuna intrigante. Embora a ciência já tenha mapeado os benefícios neurológicos e psicológicos do brincar, falta um *framework* prático que conecte essas descobertas à realidade da vida adulta moderna.

Foi observando pessoas em seus momentos de maior vitalidade e presença que comecei a identificar alguns padrões. Uma artista perdida em sua tela. Um programador criando código como se fosse poesia. Uma família rindo durante um jogo. Um aventureiro contemplando o pôr do sol no topo de uma montanha. Todos compartilhavam algo: **chegaram no flow pelo estado de play**. E o primeiro passo para isso foi a permissão para explorar.

Através das minhas observações, mapeei 12 categorias fundamentais de play que funcionam não como compartimentos rígidos, mas como **portas de entrada** para a mesma experiência transformadora. Esse *framework* nasceu da necessidade urgente de traduzir a sabedoria científica em ferramentas práticas para nossa libertação dos cativeiros neurológicos.

O framework *em ação*

O play humano não é uma atividade específica, mas uma **postura e forma de fazer** que pode ser aplicada a praticamente qualquer domínio da nossa experiência. Cada uma das 12 dimensões representa uma porta de entrada diferente para o estado de play, oferecendo infinitas possibilidades de exploração e crescimento.

A maestria do play não vem de dominar uma categoria específica, mas de desenvolver flexibilidade para transitar entre elas conforme o contexto e a necessidade. Pessoas diferentes terão afinidades naturais com diferentes portas, e isso é perfeitamente natural.

No próximo capítulo, vamos mergulhar a fundo no *framework* desenvolvido e entender como integrar as 12 dimensões do play humano, tornando-as nossas aliadas para uma vida com mais liberdade e menos exaustão.

As 12 dimensões universais do play humano

1. Play físico

O corpo como território de exploração e expressão.

ESSÊNCIA

Conexão profunda com a fisicalidade e a vitalidade por meio do movimento consciente e da aventura corporal. É a redescoberta do prazer intrínseco do movimento, livre das métricas de performance.

SINAIS DE QUE ESTA É SUA DIMENSÃO PRIMÁRIA

- Você se sente energizado após atividades físicas;
- Pensa melhor quando está em movimento;
- Tem necessidade de "gastar energia" para se sentir bem;
- Expressa emoções através do corpo naturalmente;
- Tem memórias afetivas ligadas a brincadeiras físicas da infância.

PRÁTICAS TRANSFORMADORAS

NÍVEL INICIANTE (PRIMEIROS 30 DIAS):

- **Caminhada consciente:** 20 minutos diários focando as sensações corporais;
- **Dança livre:** 10 minutos com música que emociona você, sem coreografia;
- **Alongamento brincalhão:** imitar movimentos de animais;

- **Jogos simples:** brincar de amarelinha ou pega-pega com crianças/pets;
- **Esportes redescobertos:** retomar um esporte ou atividade física que gostava na infância.

EXERCÍCIOS ESPECÍFICOS

EXERCÍCIO 1: BIOGRAFIA DO MOVIMENTO

1. Liste cinco atividades físicas de que mais gostava na infância;
2. Escolha uma delas para experimentar ainda esta semana;
3. Observe quais memórias e emoções surgem durante ou após a prática;
4. Anote os insights sobre sua relação com o corpo.

EXERCÍCIO 2: CRIAÇÃO DE UM RITUAL FÍSICO

1. Escolha um momento fixo do seu dia (manhã, tarde ou noite);
2. Crie uma sequência de 3 a 5 movimentos que lhe dão prazer;
3. Não foque em "eficiência" — concentre-se em como você se sente;
4. Pratique por 7 dias consecutivos;
5. Ajuste conforme sua intuição.

ARMADILHAS COMUNS

- Transformar o play físico em treino obsessivo;
- Comparar-se com outros em performance;
- Ignorar sinais de cansaço em nome da "disciplina";
- Focar apenas em resultados estéticos;
- Abandonar a prática ao primeiro sinal de desconforto.

BENEFÍCIOS NEUROLÓGICOS

- Liberação de endorfinas naturais;
- Melhora da coordenação motora;
- Redução dos níveis de cortisol (hormônio do estresse);
- Aumento da neuroplasticidade;
- Fortalecimento da autoconfiança corporal.

2. Play social

Conexão autêntica por meio da interação lúdica.

ESSÊNCIA

Fortalecimento de vínculos humanos por meio de experiências compartilhadas que geram alegria, colaboração e senso de pertencimento genuíno.

SINAIS DE QUE ESTA É SUA DIMENSÃO PRIMÁRIA

- Você se sente energizado na presença de outras pessoas;
- Gosta de jogos e atividades em grupo;
- Tem facilidade para quebrar o gelo em situações sociais;
- Diverte-se ao criar experiências para os outros;
- Sente-se realizado quando todos se divertem juntos.

PRÁTICAS TRANSFORMADORAS

- **Jogos de mesa:** redescobrir clássicos como uno, cartas, dominó;
- **Cozinha compartilhada:** preparar refeições com amigos ou familiares;
- **Caminhadas em grupo:** explorar lugares novos coletivamente;
- **Karaokê caseiro:** cantar sem pudor com pessoas próximas;
- **Piqueniques temáticos:** organizar encontros em parques;
- **Jogos cooperativos:** participar de *escape rooms* ou caças ao tesouro coletivas;
- **Clubes de interesse:** formar grupos sobre hobbies específicos;
- **Esportes de equipe:** jogar futebol, vôlei ou basquete por diversão;
- **Projetos comunitários:** participar de projetos como hortas urbanas, feiras de troca;
- **Facilitação de grupos:** liderar atividades lúdicas para outras pessoas;

- **Eventos temáticos:** organizar festas criativas regulares;
- **Comunidades de prática:** criar grupos duradouros de play social.

EXERCÍCIOS ESPECÍFICOS

EXERCÍCIO 1: MAPEAMENTO DE VÍNCULOS

1. Liste dez pessoas importantes para você;
2. Identifique qual tipo de play cada uma mais gosta;
3. Convide uma por semana para uma atividade lúdica específica;
4. Observe como a relação se transforma com o tempo.

EXERCÍCIO 2: CRIAÇÃO DE TRADIÇÕES

1. Escolha uma data fixa mensal;
2. Invente uma atividade única para seu grupo. Pode ser algo simples, como: "primeira sexta-feira do mês é dia de pizza e jogos";
3. Realize o evento por três meses consecutivos;
4. Observe o fortalecimento dos vínculos.

ARMADILHAS COMUNS

- Forçar participação de pessoas que não estão interessadas;
- Assumir o papel de "animador oficial" e perder a autenticidade;
- Competir em vez de colaborar;
- Ignorar os mais introvertidos do grupo;
- Criar pressão social em vez de promover leveza.

BENEFÍCIOS NEUROLÓGICOS

- Liberação de ocitocina (hormônio da conexão);
- Desenvolvimento de empatia e inteligência emocional;
- Redução da sensação de isolamento;
- Melhora das habilidades de comunicação;
- Fortalecimento do sistema imunológico via suporte social.

3. Play imaginativo

Expansão da realidade através da criatividade.

ESSÊNCIA

Cultivo da imaginação como ferramenta de transformação pessoal e exploração de possibilidades infinitas por meio da fantasia consciente e do *storytelling*.

SINAIS DE QUE ESTA É SUA DIMENSÃO PRIMÁRIA

- Você tem uma vida interior rica e ativa;
- Gosta de criar histórias, cenários ou mundos fictícios;
- Perde-se facilmente em livros, filmes ou jogos;
- Tem facilidade para visualizar situações que não existem;
- Usa a imaginação para resolver problemas de maneira criativa.

PRÁTICAS TRANSFORMADORAS

- ***Storytelling* pessoal:** recontar eventos do dia como aventuras épicas;
- **Desenho livre:** 15 minutos diários sem objetivo específico;
- **Escrita criativa:** 5 minutos de escrita automática por dia;
- **Criação de mundos:** desenvolver universos fictícios detalhados;
- **Improvisação narrativa:** contar histórias colaborativas;
- **Arte visual:** experimentar pintura, colagem ou escultura experimental;
- **Jogos de interpretação:** participar de RPGs presenciais ou on-line;
- **Projetos transmídia:** criar histórias em múltiplas plataformas;
- **Arte interativa:** fazer instalações que envolvam o público;
- **Realidade alternativa:** jogar ARGs (jogos de realidade alternativa).

EXERCÍCIOS ESPECÍFICOS

EXERCÍCIO 1: DIÁRIO DE POSSIBILIDADES

1. Toda noite, escreva três cenários alternativos para o seu dia, respondendo à pergunta: "E se eu tivesse feito X em vez de Y?";
2. Desenvolva cada cenário em duas ou três frases;
3. Observe padrões sobre seus desejos não expressos.

EXERCÍCIO 2: TRANSFORMAÇÃO DE OBJETOS

1. Escolha um objeto comum (caneta, xícara etc.);
2. Invente dez usos alternativos, completamente criativos;
3. Crie uma história de 1 minuto sobre cada uso;
4. Pratique essa atividade diariamente com objetos diferentes.

ARMADILHAS COMUNS

- Usar a imaginação apenas como escapismo;
- Não compartilhar criações por medo de julgamento;
- Deixar que o perfeccionismo bloqueie a criatividade;
- Comparar-se com artistas profissionais;
- Abandonar projetos na primeira dificuldade.

BENEFÍCIOS NEUROLÓGICOS

- Ativação do córtex pré-frontal;
- Desenvolvimento de pensamento divergente;
- Melhora na resolução criativa de problemas;
- Redução da ansiedade por meio da expressão e da imaginação;
- Fortalecimento da memória.

4. Play exploratório

Investigação curiosa do mundo e de si mesmo.

ESSÊNCIA

Expansão de horizontes por meio da exploração ativa, satisfazendo a curiosidade natural e descobrindo novos territórios físicos, mentais e emocionais.

SINAIS DE QUE ESTA É SUA DIMENSÃO PRIMÁRIA

- Você tem uma curiosidade insaciável sobre como as coisas funcionam;
- Gosta de descobrir lugares, ideias ou experiências novas;
- Sente-se energizado ao aprender algo completamente diferente;
- Tem tendência a fazer perguntas profundas;
- Diverte-se investigando mistérios ou quebra-cabeças da vida.

PRÁTICAS TRANSFORMADORAS

- **Caminhadas exploratórias:** descobrir novos caminhos na própria cidade;
- **Aprendizado casual:** assistir a vídeos e ler artigos sobre temas aleatórios;
- **Conversas investigativas:** perguntar sobre história de vida das pessoas;
- **Experimentos culinários:** testar ingredientes e técnicas inusitadas na cozinha;
- **Observação ativa:** 10 minutos diários notando detalhes do ambiente ao seu redor;
- **Viagens curiosas:** explorar com foco em descobrir;
- **Pesquisa apaixonada:** mergulhar fundo em temas fascinantes;
- **Experiências sensoriais:** testar novos sabores, texturas, sons;

- **Mapeamento pessoal:** documentar descobertas sobre si mesmo;
- **Exploração cultural:** visitar festivais, exposições e eventos diversos;
- **Mentoria exploratória:** guiar outros em suas descobertas;
- **Documentação criativa:** criar blogs, vlogs ou podcasts sobre suas explorações;
- **Rede de exploradores:** criar ou se conectar com uma comunidade de pessoas curiosas.

EXERCÍCIOS ESPECÍFICOS

EXERCÍCIO 1: CURIOSIDADE DIRIGIDA

1. Escolha algo que você vê todo dia, mas nunca questionou;
2. Dedique uma hora para pesquisar sobre isso;
3. Descubra três fatos surpreendentes;
4. Compartilhe com alguém o que aprendeu;
5. Repita o exercício com algo novo toda semana.

EXERCÍCIO 2: MAPA DE DESCOBERTAS

1. Crie um mapa visual das suas explorações (físicas, mentais, emocionais);
2. Use cores diferentes para cada tipo de descoberta;
3. Adicione pelo menos uma descoberta por semana;
4. Observe padrões sobre o que mais atrai você.

ARMADILHAS COMUNS

- Superficialidade — sempre começar, mas nunca aprofundar;
- Explorar sem refletir ou integrar;
- Comparar suas descobertas às de especialistas;
- Querer explorar tudo ao mesmo tempo;
- Valorizar apenas os resultados, e não o processo.

BENEFÍCIOS NEUROLÓGICOS

- Estimulação da neuroplasticidade;
- Aumento da produção de dopamina;
- Desenvolvimento de adaptabilidade cognitiva;
- Fortalecimento da confiança pessoal;
- Melhora da tolerância à incerteza.

*5. Play construtivo/*maker

Transformação da realidade por meio da construção.

ESSÊNCIA

Materialização de ideias em objetos e sistemas tangíveis, experimentando o prazer profundo da criação concreta e da competência manifestada.

SINAIS DE QUE ESTA É SUA DIMENSÃO PRIMÁRIA

- Você sente satisfação em criar coisas com as próprias mãos;
- Gosta de entender como objetos são feitos;
- Prefere aprender fazendo em vez de apenas lendo ou ouvindo;
- Orgulha-se de projetos "faça você mesmo" (DIY) ou de criações próprias;
- Tem prazer em resolver problemas práticos.

PRÁTICAS TRANSFORMADORAS

- **LEGO adulto:** fazer construções livres, sem seguir instruções;
- **Culinária experimental:** inventar receitas e combinações;
- **Jardinagem urbana:** cultivar plantas em casa;
- **Artesanato simples:** fazer origami, crochê, tricô;
- **Projetos de organização:** criar sistemas caseiros criativos;
- **Marcenaria básica:** fazer móveis simples, prateleiras, itens dedecoração;

- **Programação criativa:** criar aplicativos, jogos ou arte digital;
- ***Upcycling*:** transformar objetos em desuso em algo novo;
- **Mecânica:** realizar a manutenção e modificação de equipamentos;
- **Construção colaborativa:** elaborar projetos com amigos ou família;
- **Projetos comunitários:** participar da construção de hortas, playgrounds, espaços públicos;
- **Ensino de habilidades:** realizar workshops para outras pessoas;
- **Inovação social:** pensar e adotar soluções criativas para problemas locais.

EXERCÍCIO ESPECÍFICO

EXERCÍCIO: PROJETO 30 DIAS

1. Escolha algo que sempre quis construir;
2. Divida o projeto em pequenas etapas de 30 minutos por dia;
3. Documente o progresso diariamente;
4. Celebre os pequenos avanços;
5. Compartilhe o resultado final.

ARMADILHAS COMUNS

- Não começar por causa do perfeccionismo;
- Comparar suas criações com as de profissionais;
- Focar apenas no resultado, não no processo;
- Não concluir projetos iniciados;
- Gastar mais do que pode em materiais.

BENEFÍCIOS NEUROLÓGICOS

- Desenvolvimento da coordenação motora fina;
- Fortalecimento da autoeficácia;
- Melhora do planejamento e da execução;
- Aumento da satisfação pessoal;
- Redução da ansiedade por meio da ação concreta.

6. Play performático

Expressão autêntica através da performance.

ESSÊNCIA

Exploração e expressão do self por meio da performance consciente, descobrindo aspectos ocultos da personalidade e comunicando-se de forma impactante.

SINAIS DE QUE ESTA É SUA DIMENSÃO PRIMÁRIA

- Você gosta de ser o centro das atenções em grupos;
- Sente-se bem apresentando ideias ou performando;
- Tem facilidade para imitar pessoas ou personagens;
- Usa humor, dramaticidade ou *storytelling* naturalmente;
- Fica energizado ao entreter ou impactar outras pessoas.

PRÁTICAS TRANSFORMADORAS

- **Karaokê solo:** cantar em casa sem inibições;
- **Imitações casuais:** reproduzir sotaques, gestos, expressões;
- ***Storytelling* pessoal:** contar histórias do dia de forma dramática;
- **Leitura em voz alta:** dar vida a personagens de livros;
- **Improvisação teatral:** participar de workshops ou grupos amadores de teatro;
- ***Stand-up* casual:** contar piadas em rodas de amigos;
- **Cosplay:** interpretar personagens em eventos;
- **Apresentações criativas:** transformar reuniões em performances;
- ***Videologs*:** criar conteúdo expressivo on-line;
- **Teatro/Música:** participar de grupos locais;
- **Facilitação performática:** liderar por meio da performance.

EXERCÍCIOS ESPECÍFICOS

EXERCÍCIO 1: PERSONA DIÁRIA

1. Crie um personagem diferente para cada dia da semana;
2. Vista-se, ande e fale como esse personagem por algumas horas;
3. Observe quais aspectos seus emergem com cada persona;
4. Anote insights sobre sua personalidade.

EXERCÍCIO 2: PERFORMANCE COTIDIANA

1. Transforme uma atividade mundana em performance. Pode ser lavar a louça como se fosse um ritual sagrado ou caminhar como um personagem específico;
2. Pratique isso por uma semana;
3. Observe como isso afeta seu humor e energia.

ARMADILHAS COMUNS

- Performar para obter aprovação em vez de expressão;
- Confundir performance com falsidade;
- Tornar-se dependente da atenção externa;
- Não conseguir "desligar" a performance;
- Negligenciar momentos de introspecção.

BENEFÍCIOS NEUROLÓGICOS

- Fortalecimento da autoconfiança;
- Melhora das habilidades de comunicação;
- Redução da ansiedade social;
- Desenvolvimento de inteligência emocional;
- Aumento da criatividade expressiva.

7. Play mental

Exercício intelectual através de desafios estimulantes.

ESSÊNCIA

Cultivo do intelecto por meio de quebra-cabeças, estratégias e problemas complexos que geram satisfação na resolução e promovem o crescimento cognitivo.

SINAIS DE QUE ESTA É SUA DIMENSÃO PRIMÁRIA

- Você adora quebra-cabeças, enigmas e desafios intelectuais;
- Sente prazer em resolver problemas complexos;
- Gosta de jogos que exigem estratégia e raciocínio;
- Diverte-se aprendendo sistemas e regras;
- Tem tendência a “gamificar” atividades mentais.

PRÁTICAS TRANSFORMADORAS

- **Jogos de lógica:** resolver sudoku, palavras cruzadas, nonogramas;
- **Xadrez on-line:** participar de partidas casuais com jogadores de diferentes níveis;
- **Quebra-cabeças físicos:** montar puzzles de quinhentas a mil peças;
- **Aplicativos cerebrais:** usar apps como Lumosity, Peak, CogniFit por prazer;
- **Charadas e adivinhas:** criar e resolver em grupos;
- **Programação lúdica:** participar de *coding challenges*, programar algoritmos criativos;
- **Jogos de estratégia:** jogar Risk, Civilization, jogos de tabuleiro complexos;
- **Filosofia prática:** refletir sobre dilemas éticos como exercício mental;
- **Análise de dados:** investigar padrões em dados pessoais;
- **Criação de sistemas:** inventar jogos ou regras próprias;
- **Competições intelectuais:** participar de olimpíadas de matemática, *hackathons*;

- **Pesquisa original:** realizar investigações pessoais em áreas de interesse;
- **Game design:** criar jogos que desafiem os outros mentalmente.

EXERCÍCIOS ESPECÍFICOS

EXERCÍCIO 1: PROBLEMA DIÁRIO

1. Encontre um problema mental novo a cada dia — pode ser on-line, em livros ou criado por você;
2. Dedique de 15 a 30 minutos para tentar resolver;
3. Se não conseguir, pesquise a solução;
4. Ensine a resposta para alguém.

EXERCÍCIO 2: ANÁLISE DE PADRÕES

1. Escolha um aspecto da sua vida para analisar;
2. Colete dados por uma semana (humor, energia, produtividade);
3. Procure padrões e correlações;
4. Faça hipóteses sobre os padrões encontrados;
5. Teste suas hipóteses na semana seguinte.

ARMADILHAS COMUNS

- Tornar-se viciado em validação intelectual;
- Desprezar outras formas de inteligência;
- Frustrar-se com problemas não resolvidos;
- Competir em vez de se divertir;
- Negligenciar aspectos emocionais e sociais.

BENEFÍCIOS NEUROLÓGICOS

- Fortalecimento da memória de trabalho;
- Melhora da flexibilidade cognitiva;
- Desenvolvimento do raciocínio lógico;
- Aumento da concentração;
- Desaceleração do declínio cognitivo.

8. Play sensorial

Exploração estética e experiências de beleza.

ESSÊNCIA

Cultivo da sensibilidade por meio de experiências que estimulam os sentidos, buscando beleza, harmonia e prazer estético genuíno.

SINAIS DE QUE ESTA É SUA DIMENSÃO PRIMÁRIA

- Você é muito sensível a cores, texturas, sons e sabores;
- Sente-se profundamente afetado por experiências de beleza;
- Gosta de ambientes esteticamente harmoniosos;
- Tem preferências sensoriais bem definidas;
- Fica energizado com experiências multissensoriais ricas.

PRÁTICAS TRANSFORMADORAS

- **Banhos sensoriais:** experimentar diferentes temperaturas, aromas e texturas durante o banho;
- **Degustação consciente:** comer devagar, explorando os sabores;
- **Caminhadas estéticas:** focar em cores, formas e luz enquanto caminha;
- **Música imersiva:** ouvir música com fones, olhos fechados e corpo relaxado;
- **Texturas naturais:** tocar árvores, pedras, água, areia;
- **Fotografia sensorial:** capturar texturas, luzes, momentos;
- **Aromaterapia criativa:** criar misturas pessoais de óleos essenciais;
- **Design de ambientes:** organizar espaços para prazer sensorial;
- **Culinária artística:** preparar pratos visualmente bonitos e combinações inusitadas;
- **Coleções estéticas:** colecionar objetos pela beleza, não pelo valor;
- **Instalações sensoriais:** criar experiências para outras pessoas;

- **Rituais estéticos:** realizar cerimônias pessoais baseadas em beleza;
- **Arte multissensorial:** inventar performances que envolvem vários sentidos.

EXERCÍCIOS ESPECÍFICOS

EXERCÍCIO 1: DIÁRIO SENSORIAL

1. Dedique cada dia da semana a um sentido específico;
2. Anote três experiências sensoriais marcantes do dia;
3. Descreva não só o que sentiu, mas como aquilo afetou você;
4. Busque amplificar intencionalmente o sentido do dia.

EXERCÍCIO 2: CRIAÇÃO DE ATMOSFERA

1. Escolha um humor que deseja experimentar;
2. Use elementos sensoriais para criar essa atmosfera — iluminação, aromas, texturas, sons, sabores;
3. Documente a "receita" da atmosfera;
4. Compartilhe com outras pessoas.

ARMADILHAS COMUNS

- Tornar-se excessivamente crítico com ambientes "feios";
- Gastar além do possível em experiências estéticas;
- Negligenciar outros aspectos da vida em nome da estética;
- Confundir sensorialidade com superficialidade;
- Viciar-se em estimulação sensorial constante.

BENEFÍCIOS NEUROLÓGICOS

- Ativação do sistema de recompensa cerebral;
- Redução do estresse por meio da beleza;
- Melhora da memória através de associações sensoriais;
- Desenvolvimento da sensibilidade emocional;
- Aumento da apreciação pela vida cotidiana.

9. Play contemplativo/espiritual

Conexão com dimensões transcendentes.

ESSÊNCIA

Busca de significado e propósito por meio de práticas que facilitam estados alterados de consciência e experiências de unidade com algo maior.

SINAIS DE QUE ESTA É SUA DIMENSÃO PRIMÁRIA

- Você valoriza momentos de silêncio e reflexão profunda;
- Sente-se atraído por práticas meditativas ou espirituais;
- Busca significado e propósito nas experiências;
- Tem experiências de "conexão cósmica" ou transcendência;
- Fica energizado com contemplação e introspecção.

PRÁTICAS TRANSFORMADORAS

- **Meditação:** 5-10 minutos diários, usando aplicativos ou música;
- **Contemplação da natureza:** observar o nascer ou o pôr do sol conscientemente;
- **Gratidão contemplativa:** pensar em três gratidões profundas antes de dormir;
- **Caminhadas meditativas:** andar devagar, focando na respiração;
- **Leitura espiritual:** ler textos que ampliem sua perspectiva sobre a vida;
- **Rituais pessoais:** criar cerimônias significativas próprias;
- **Mantras criativos:** desenvolver frases ou sons que conectem você a algo maior;
- **Arte contemplativa:** pintar, escrever ou tocar música como oração;
- **Retiros urbanos:** estabelecer dias de silêncio e reflexão em casa;
- **Estudo de sabedorias:** pesquisar sobre filosofias e tradições espirituais diversas;
- **Peregrinações modernas:** realizar jornadas com propósito espiritual;

- **Integração mística:** aplicar insights espirituais na vida prática;
- **Serviço contemplativo:** participar de ações sociais baseadas em valores transcendentes.

EXERCÍCIOS ESPECÍFICOS

EXERCÍCIO 1: DIÁLOGO COM O MISTÉRIO

1. Reserve 15 minutos diários para "conversar" com o universo;
2. Faça perguntas sobre seu propósito, medos e sonhos;
3. Ouça em silêncio por respostas (intuições, insights);
4. Anote o que receber, sem julgar;
5. Observe padrões nas "respostas" ao longo do tempo.

EXERCÍCIO 2: RITUAL DE TRANSIÇÃO

1. Identifique uma mudança importante na sua vida;
2. Crie um ritual simbólico para marcar essa transição;
3. Use elementos significativos (vela, água, música, objetos);
4. Convide pessoas importantes ou faça sozinho;
5. Documente como se sente antes e depois.

ARMADILHAS COMUNS

- Usar a espiritualidade como escape da realidade;
- Tornar-se pretensioso ou sentir-se superior espiritualmente;
- Negligenciar responsabilidades práticas;
- Confundir experiências místicas com realidade absoluta;
- Julgar quem não compartilha suas visões espirituais.

BENEFÍCIOS NEUROLÓGICOS

- Ativação do córtex pré-frontal medial;
- Redução da atividade da amígdala (centro do medo);
- Aumento da neuroplasticidade;
- Melhora da regulação emocional;
- Desenvolvimento de compaixão e empatia.

10. Play criativo

Expressão original através da arte e inovação.

ESSÊNCIA

Canalização da energia criativa em expressões originais que comunicam aspectos únicos da experiência pessoal e contribuem para a beleza do mundo.

SINAIS DE QUE ESTA É SUA DIMENSÃO PRIMÁRIA

- Você sente a necessidade de criar coisas originais;
- Tem ideias constantes para projetos artísticos;
- Fica energizado transformando materiais em algo novo;
- Gosta de experimentar diferentes meios de expressão;
- Sente-se realizado quando consegue expressar algo único.

PRÁTICAS TRANSFORMADORAS

- **Desenho livre:** 15 minutos diários sem objetivo específico;
- **Escrita automática:** deixar os pensamentos fluírem no papel;
- **Fotografia expressiva:** capturar momentos que emocionam você;
- **Colagem emocional:** criar composições baseadas em sentimentos;
- **Improvisação musical:** usar apps ou instrumentos simples para criar música;
- **Projetos mistos:** combinar diferentes artes (texto + visual);
- **Arte processual:** documentar a criação, não só o resultado;
- **Colaborações criativas:** participar de projetos artísticos com outras pessoas;
- **Instalações pessoais:** transformar espaços por meio da arte;
- **Exposições pessoais:** compartilhar criações com o público;
- **Arte social:** participar de projetos que impactem comunidades;

- **Inovação artística:** desenvolver técnicas ou estilos próprios;
- **Arte como profissão:** transformar criatividade em sustento.

EXERCÍCIOS ESPECÍFICOS

EXERCÍCIO 1: CRIAÇÃO DIÁRIA MÍNIMA

1. Comprometa-se a criar algo pequeno todos os dias — pode ser um rabisco, uma frase, uma foto, uma melodia;
2. Crie sem pressão por qualidade, foque na consistência;
3. Documente todo o processo em um arquivo/caderno;
4. Após 30 dias, observe a sua evolução.

EXERCÍCIO 2: REINTERPRETAÇÃO PESSOAL

1. Escolha uma obra de arte que impacta você;
2. Crie sua versão única dela;
3. Use técnica, estilo ou meio diferente;
4. Reflita sobre o que mudou na sua versão;
5. Compartilhe ambas as versões com alguém.

ARMADILHAS COMUNS

- Paralisar por causa do perfeccionismo;
- Comparar-se constantemente com artistas famosos;
- Valorizar somente o resultado, ignorando o processo criativo;
- Abandonar projetos diante da primeira dificuldade;
- Criar apenas para obter aprovação externa;
- Perder o amor por criar se só focar no lucro.

BENEFÍCIOS NEUROLÓGICOS

- Ativação simultânea de múltiplas redes neurais;
- Aumento da flexibilidade cognitiva;
- Melhora da tolerância à ambiguidade;
- Desenvolvimento da originalidade;
- Redução do estresse por meio da expressão.

11. Play experimental

Inovação por meio da exploração de fronteiras.

ESSÊNCIA

Cultivo da mentalidade científica aplicada à vida pessoal, testando hipóteses, quebrando regras conscientemente e descobrindo possibilidades por meio da experimentação ativa.

SINAIS DE QUE ESTA É SUA DIMENSÃO PRIMÁRIA

- Você gosta de testar limites e quebrar regras convencionais;
- Sente-se energizado ao experimentar coisas completamente novas;
- Tem facilidade para questionar "por que fazemos assim?";
- Não tem medo de falhar se aprender algo novo;
- Diverte-se criando seus próprios métodos e sistemas.

PRÁTICAS TRANSFORMADORAS

- **Experimentos de rotina:** mudar ordem/horário de atividades diárias;
- **Testes alimentares:** experimentar ingredientes ou combinações inusitadas;
- **Quebra de hábitos:** fazer coisas familiares de forma diferente;
- **Microaventuras:** explorar possibilidades na própria cidade;
- **Método científico pessoal:** testar hipóteses sobre os próprios comportamentos;
- **Experimentos sociais:** testar diferentes formas de interação;
- ***Hacks* de vida:** criar sistemas pessoais de otimização;
- **Projetos de 30 dias:** adotar ou eliminar hábitos experimentalmente;
- **Versões beta da vida:** testar "protótipos" de mudanças maiores;
- **Documentação científica:** registrar experimentos como pesquisador;
- **Laboratório pessoal:** delimitar um espaço dedicado para experimentação;

- **Publicação de descobertas:** compartilhar os resultados de experimentos.

EXERCÍCIOS ESPECÍFICOS

EXERCÍCIO 1: EXPERIMENTO SEMANAL

1. Toda segunda-feira, defina um experimento para a semana — pode ser comportamental, alimentar, social, criativo;
2. Estabeleça uma hipótese clara sobre o que espera observar;
3. Documente suas observações diariamente;
4. No domingo, analise os resultados e os insights obtidos.

EXERCÍCIO 2: LABORATÓRIO DE POSSIBILIDADES

1. Escolha um problema pessoal que deseja resolver;
2. Faça um *brainstorm* com dez soluções completamente diferentes;
3. Teste uma solução diferente por semana;
4. Avalie os resultados objetivamente;
5. Combine os elementos das melhores soluções.

ARMADILHAS COMUNS

- Experimentar sem propósito ou reflexão;
- Abandonar experimentos antes de sua conclusão;
- Ignorar aspectos éticos ou de segurança;
- Tornar-se viciado em novidades constantes;
- Não integrar os aprendizados à vida prática.

BENEFÍCIOS NEUROLÓGICOS

- Fortalecimento da adaptabilidade neural;
- Desenvolvimento do pensamento crítico;
- Aumento da tolerância ao risco calculado;
- Melhora da capacidade de inovação;
- Redução do medo de mudança.

12. Play cultural/comunitário

Conexão com herança coletiva e criação de legado.

ESSÊNCIA

Participação ativa na vida cultural e comunitária, honrando tradições enquanto contribui para a evolução coletiva por meio de rituais, celebrações e projetos colaborativos.

SINAIS DE QUE ESTA É SUA DIMENSÃO PRIMÁRIA

- Você valoriza tradições familiares e culturais;
- Sente-se energizado participando de festivais e celebrações;
- Gosta de organizar eventos que reúnem pessoas;
- Tem interesse em história e origens culturais;
- Sente-se realizado ao contribuir para projetos coletivos.

PRÁTICAS TRANSFORMADORAS

- **Tradições familiares:** resgatar/criar rituais significativos;
- **Festivais locais:** participar ativamente de eventos comunitários;
- **Culinária ancestral:** aprender receitas tradicionais;
- **Histórias de família:** documentar narrativas dos mais velhos;
- **Voluntariado cultural:** apoiar organizações culturais locais;
- **Criação de eventos:** organizar celebrações para a comunidade;
- **Projetos de memória:** documentar a história do bairro/cidade;
- **Arte colaborativa:** criar murais, jardins, instalações comunitárias;
- **Ensino cultural:** compartilhar conhecimentos tradicionais;
- **Ponte geracional:** promover atividades que conectem jovens e idosos;
- **Liderança cultural:** coordenar iniciativas culturais amplas;
- **Preservação ativa:** elaborar/participar de projetos de patrimônio cultural;
- **Inovação tradicional:** atualizar tradições para os tempos modernos;
- **Rede cultural:** conectar diferentes comunidades culturais.

EXERCÍCIOS ESPECÍFICOS

EXERCÍCIO 1: ÁRVORE CULTURAL PESSOAL

1. Mapeie as influências culturais que ajudaram a formar quem você é — inclua família, região, país, subculturas, grupos;
2. Identifique tradições que você gostaria de manter vivas;
3. Escolha uma para praticar/ensinar esta semana;
4. Documente como essa prática o conecta a algo maior.

EXERCÍCIO 2: CRIAÇÃO DE RITUAL

1. Identifique um momento importante que precisa ser marcado — pode ser uma mudança de estação, um aniversário, uma conquista;
2. Crie um ritual simples, mas significativo;
3. Envolva símbolos, gestos ou palavras especiais;
4. Convide outras pessoas para participar e cocriar esse momento com você.

ARMADILHAS COMUNS

- Romantizar tradições sem examinar aspectos problemáticos;
- Impor tradições sem respeitar escolhas individuais;
- Negligenciar a inovação por apego ao passado;
- Criar divisões entre "nós" e "eles";
- Sobrecarregar-se com responsabilidades comunitárias.

BENEFÍCIOS NEUROLÓGICOS

- Fortalecimento do senso de identidade;
- Aumento da sensação de propósito;
- Melhora da coesão social e suporte;
- Redução da ansiedade existencial;
- Desenvolvimento de consciência histórica.

Integração das 12 dimensões

A integração das 12 dimensões universais do play humano segue os seguintes princípios universais:

1. **Flexibilidade:** não existe dimensão "melhor" — todas têm valor único;
2. **Evolução:** suas afinidades podem mudar com o tempo e com as experiências vividas;
3. **Combinação:** as dimensões se potencializam quando combinadas entre si;
4. **Autenticidade:** escolha aquelas que realmente ressoam com quem você é;
5. **Processo:** o valor está na prática, não na perfeição.

O modelo integrativo: navegando o espectro total

O play opera através de três eixos fundamentais que se entrelaçam dinamicamente:

EIXO INDIVIDUAL + COLETIVO

- **Individual:** play físico, mental, imaginativo, contemplativo;
- **Interpessoal:** play social, performático;
- **Coletivo:** play comunitário, ritual, cultural.

EIXO MATERIAL + IMATERIAL

- **Material:** play construtivo, sensorial, físico;
- **Imaterial:** play imaginativo, contemplativo, mental;
- **Híbrido:** play criativo, exploratório, experimental.

EIXO CONSERVAÇÃO + TRANSFORMAÇÃO

- **Conservação:** play cultural, contemplativo, sensorial;
- **Transformação:** play experimental, construtivo, criativo;
- **Equilíbrio:** play social, exploratório, performático.

Cada dimensão representa uma porta de entrada única para o estado de play. Sua jornada de libertação dos cativeiros neurológicos começa com o reconhecimento de quais portas ressoam mais naturalmente com sua essência, expandindo gradualmente para abraçar todo o espectro das possibilidades humanas.

A revolução pessoal não acontece por meio da rigidez, mas da flexibilidade lúdica. Não pela performance forçada, mas pela expressão autêntica. Não por meio do controle obsessivo, mas da dança consciente com a vida. O importante é buscar atividades alinhadas com as nossas características e desfrutar desses momentos, que podem contribuir para maior satisfação, bem-estar e uma conexão mais profunda com a nossa essência lúdica.

Perceba que cada tipo de play traz benefícios específicos para o desenvolvimento pessoal, proporcionando oportunidades únicas de exploração, crescimento e aprimoramento de habilidades. Ao incorporar essa diversidade lúdica em nossa vida, abrimos portais para experiências transformadoras que nutrem diferentes aspectos do nosso ser.

Como usar este *framework*

SEMANAS 1-2: DESCOBERTA

- Faça o teste de afinidade com as 12 dimensões;
- Identifique suas 3 dimensões primárias;
- Experimente atividades básicas de cada uma.

SEMANAS 3-8: APROFUNDAMENTO

- Foque nas dimensões primárias;
- Pratique exercícios específicos;
- Documente experiências e insights.

SEMANAS 9-12: EXPANSÃO

- Explore dimensões secundárias;
- Combine diferentes dimensões;
- Crie sua rotina personalizada de play.

Mas aqui está o salto quântico que precisamos dar: o play não é escapismo, mas presença radical. Não é regressão, mas evolução consciente. Não é fuga da realidade, mas mergulho profundo nela com olhos renovados.

Com essa compreensão revolucionária, chegou o momento de dar o passo mais ousado da nossa jornada. Não basta ter momentos de play, é preciso **tornar-se playfulness**. É preciso encarnar essa qualidade como modo de ser no mundo.

CAPÍTULO 7

SEJA PLAYFULNESS

Agora chegamos ao coração da transformação que este livro propõe. Depois de compreender a ciência por trás do play e reconhecer como os cativeiros neurológicos nos aprisionaram, é hora de dar o passo mais radical: **deixar de ter momentos de play para se tornar uma pessoa playfulness**.

Essa não é uma mudança superficial de comportamento. É uma revolução silenciosa na forma como você percebe e interage com o mundo.

Nutrir uma postura de playfulness é a capacidade de encontrar o extraordinário dentro do ordinário, de injetar leveza e curiosidade em qualquer situação. Quem se torna playfulness:

- Enxerga possibilidades onde outros veem limitações;
- Transforma obstáculos em convites para a criatividade;
- Abraça o inesperado como fonte de descoberta;
- Mantém a curiosidade ativa, mesmo em situações familiares;
- Encontra leveza sem perder a profundidade.

Ser playfulness não é ter otimismo forçado. É ter flexibilidade mental ativa.

Imagine acordar com uma curiosidade genuína sobre o que o dia pode trazer, em vez de sentir resignação ou ansiedade antecipada. Imagine abordar desafios profissionais não como ameaças a serem sobrevividas, mas como experiências interessantes a serem exploradas. Imagine relacionamentos em que você pode ser autenticamente você, sem máscaras de performance.

Isso é, essencialmente, uma forma avançada de inteligência adaptativa. É a capacidade de manter a mente flexível e o coração leve mesmo quando a vida se torna complexa ou desafiadora.

Mas como, exatamente, essa transformação acontece?

Como deixamos de ser pessoas que brincam ocasionalmente para nos tornarmos pessoas que vivem de forma lúdica?

A resposta está nos **7 princípios fundamentais** que compartilho a seguir. Eles não são apenas conceitos teóricos, são ferramentas práticas. São os ingredientes que, quando cultivados conscientemente, transformam sua neuroplasticidade e fazem do playfulness o seu estado padrão, não a exceção.

Pense nesses princípios como os pilares de uma nova arquitetura. Uma forma completamente diferente de estruturar sua relação com a realidade, em que:

- A rigidez dá lugar à **flexibilidade**;
- A ansiedade se transforma em **curiosidade**;
- A performance constante relaxa em **presença autêntica**;
- O medo do fracasso evolui para **experimentação corajosa**.

Cada princípio é tanto uma lente perceptual quanto uma ferramenta prática. Juntos, eles formam o que chamo de **mente lúdica**. Pense nesses princípios não como regras rígidas, mas como aspectos interconectados de uma experiência integrada, cada um reforçando e amplificando os outros.

Os 7 princípios do estado de play

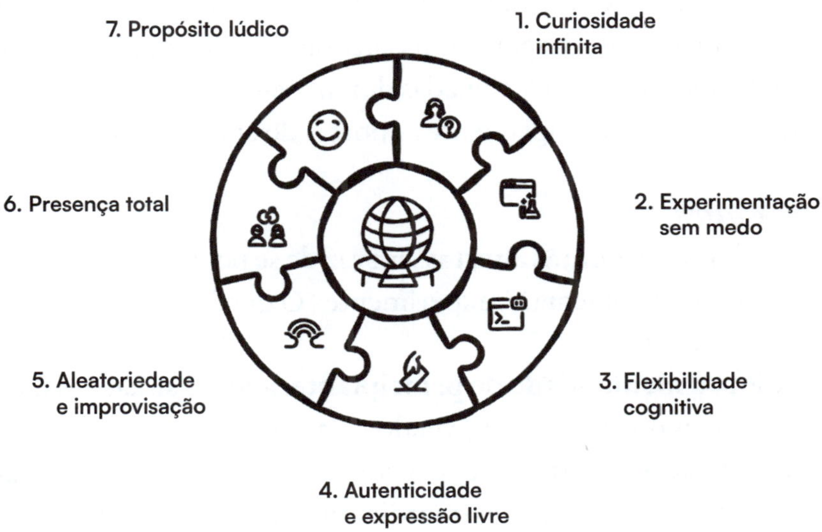

Princípio 1: Curiosidade infinita

Nunca perdi meu senso
de admiração infantil.
EDWIN HUBBLE

O primeiro — e talvez mais fundamental — princípio do estado de play é a curiosidade — não uma busca direcionada por respostas específicas, mas uma abertura genuína ao desconhecido.

A ciência por trás

Estados de curiosidade ativam o sistema dopaminérgico do cérebro de maneira única. Ao contrário da liberação constante de dopamina durante o flow, a curiosidade gera picos oscilantes dessa substância, um padrão associado à formação de novas conexões neurais.[1]

Um estudo fascinante da UC Davis descobriu que quando pessoas estão em estado de curiosidade genuína, não apenas aprendem melhor o conteúdo que despertou sua curiosidade, mas também absorvem informações não relacionadas durante esse estado. É como se a curiosidade abrisse amplamente as portas do aprendizado.[2]

Como cultivar

1. **Pratique perguntas abertas**: em vez de se perguntar "Como resolvo esse problema?", experimente "O que há de interessante nesse desafio?";
2. **Adote a mentalidade de principiante**: aborde situações familiares como se as estivesse vendo pela primeira vez;
3. **Cultive admiração**: dedique regularmente um tempo do seu dia para notar e apreciar o extraordinário no ordinário;
4. **Siga o "huh?"**: quando algo desperta sua curiosidade — mesmo que brevemente —, dê atenção a isso em vez de descartar automaticamente.

Princípio 2: Experimentação sem medo

Você não pode descobrir novos oceanos a menos que tenha coragem para perder de vista a costa.

ANDRÉ GIDE

O segundo princípio envolve disposição para tentar, falhar e se adaptar para tentar novamente, tudo com uma atitude de leveza e descoberta, em vez de julgamento severo.

A ciência por trás

O medo de falhar desencadeia a resposta de estresse do cérebro, direcionando recursos para o sistema límbico (centro emocional) e afastando-os do córtex pré-frontal (responsável pelo pensamento criativo). Em contraste, quando abordamos a experimentação com atitude lúdica, o cérebro permanece em estado de "alerta relaxado", ideal para o aprendizado e a criatividade.[3]

Como cultivar

1. **Adote o conceito de "falhar para frente"**: veja cada tentativa como uma informação valiosa, não como reflexo de seu valor;
2. **Busque "fracassos produtivos"**: pequenas falhas de baixo risco que oferecem aprendizados significativos;
3. **Estabeleça "zonas de segurança para experimentos"**: momentos e espaços dedicados explicitamente à exploração, não aos resultados;
4. **Documente aprendizados, não apenas resultados**: mantenha um registro dos insights obtidos por meio de experimentos, independentemente do resultado atingido.

Princípio 3: Flexibilidade cognitiva

Em momentos de mudança, os aprendizes herdam o mundo, enquanto os instruídos se encontram equipados para lidar com um mundo que não existe mais.

ERIC HOFFER

Flexibilidade cognitiva é a capacidade de alternar facilmente entre diferentes perspectivas, abordagens e modos de pensamento, essencial para navegar em contextos de complexidade e mudança.

A ciência por trás

A flexibilidade cognitiva está associada a maior conectividade entre diferentes regiões cerebrais, particularmente entre redes que normalmente funcionam de forma independente. O pesquisador de criatividade Robert Epstein denomina esse processo de **acesso horizontal** — a capacidade de formar conexões entre domínios aparentemente não relacionados.[4]

Como cultivar

1. **Pratique mudanças deliberadas de perspectiva**: pergunte-se, por exemplo, "Como alguém de uma profissão completamente diferente abordaria isso?";
2. **Busque exposição a ideias contraditórias**: leia intencionalmente autores com os quais você discorda;
3. **Engage-se em *cross-training* mental:** alterne entre atividades que usam diferentes modos de pensamento (analítico, criativo, prático, social);
4. **Use restrições aleatórias**: incorpore limitações arbitrárias em projetos criativos para forçar novas abordagens.

Princípio 4: Autenticidade e expressão livre

Seja quem você é e diga o que sente,
porque aqueles que se importam não importam,
e aqueles que importam não se importam.
THEODOR SEUSS GEISEL (DR. SEUSS)

Autenticidade envolve conexão com seu verdadeiro self e expressão sem filtros excessivos ou preocupação com aprovação externa.

A ciência por trás

Pesquisas em neurociência social mostram que, quando nos autocensuramos ou tentamos projetar uma imagem "aceitável", ativamos circuitos neurais associados à **teoria da mente**, que, em essência, é o processo de tentar imaginar como os outros nos veem. Essa prática consome enormes recursos cognitivos que poderiam ser direcionados para a criatividade e a expressão.[5]

Como cultivar

1. **Pratique a "não filtragem" em contextos seguros**: crie espaços onde você possa expressar pensamentos e ideias sem censura prévia;
2. **Mantenha um "diário selvagem"**: escreva regularmente sem se preocupar com gramática, estrutura ou até coerência;
3. **Explore modalidades de expressão diferentes**: experimente formas de arte ou comunicação fora da sua zona de conforto;
4. **Cultive relacionamentos nos quais possa ser totalmente você**: crie conexões em que não haja necessidade de "mascaramento".

Princípio 5: Aleatoriedade e improvisação

A improvisação é demasiado boa
para ser deixada ao acaso.
PAUL SIMON

O quinto princípio envolve abraçar o inesperado, o aleatório e o não planejado como fontes de novidade e surpresa criativa.

A ciência por trás

Neurociências cognitivas revelam que o cérebro é uma máquina de previsão, que desenvolve constantemente modelos para antecipar o que virá a seguir. Quando algo inesperado acontece, ocorre um momentâneo "erro de previsão" que desencadeia maior atenção e processamento.[6]

Pesquisadores descobriram que pequenas doses de aleatoriedade e surpresa aumentam significativamente a neuroplasticidade, criando o que chamam de "ruído estocástico ressonante" — um nível ideal de randomicidade que, na verdade, melhora a capacidade do cérebro de detectar padrões sutis e fazer conexões inesperadas.[7]

Como cultivar

1. **Incorpore elementos aleatórios em processos criativos**: use cartas de tarô, dados ou geradores aleatórios para inspiração;
2. **Pratique "iniciar em algum lugar"**: comece projetos criativos a partir de pontos arbitrários, em vez de sempre linearmente;
3. **Diga "sim, e..."**: adote o princípio fundamental da improvisação de aceitar e construir sobre o que emerge;
4. **Crie "interrupções planejadas"**: momentos programados para abandonar o roteiro e seguir o que surge naturalmente.

Princípio 6: Presença total

A vida está disponível
apenas no momento presente.
THICH NHAT HANH

Presença total envolve engajamento pleno com o momento presente — não dividido entre passado e futuro, nem fragmentado por distrações e multitarefa.

A ciência por trás

Estudos de neuroimagem mostram que, durante estados de presença profunda, o cérebro exibe padrões únicos de coerência neural — diferentes regiões sincronizam suas atividades em frequências específicas, particularmente em ondas gama (associadas à consciência integrada).[8]

Pesquisas em psicologia cognitiva demonstram que, enquanto a multitarefa reduz a performance em cada tarefa individual em até 40%,[9] estados de presença focada não apenas melhoram a performance, mas também aumentam significativamente a experiência subjetiva de significado e satisfação.[10]

Como cultivar

1. **Pratique atenção plena regularmente:** não apenas como meditação formal, mas como atenção deliberada às experiências cotidianas;
2. **Elimine distrações durante períodos de play**: crie ambientes livres de interrupções, especialmente em relação a dispositivos digitais;
3. **Engaje todos os sentidos**: preste atenção regularmente ao que você vê, ouve, sente, cheira e degusta;
4. **Use rituais de transição**: crie pequenos rituais para marcar a entrada em espaços de presença e play.

Princípio 7: Propósito lúdico

Leve o seu trabalho a sério,
mas não leve a si mesmo a sério.
CLINT EASTWOOD

O princípio final envolve integrar propósito significativo com leveza lúdica — reconhecendo que seriedade de intenção não requer seriedade de abordagem.

A ciência por trás

Pesquisas em psicologia positiva mostram que as experiências mais significativas combinam senso de propósito com engajamento prazeroso.[11] Esse estado é caracterizado por uma assinatura neurológica particular: alta ativação em centros de recompensa e áreas associadas ao significado pessoal, junto com a supressão da ruminação negativa.[12]

Como cultivar

1. **Encontre o elemento lúdico em trabalho significativo**: identifique o que é intrinsecamente interessante ou alegre, mesmo em tarefas importantes;
2. **Use metáforas e narrativas**: reenquadre desafios através de estruturas de história ou jogo;
3. **Equilibre foco em resultados com apreciação do processo**: celebre pequenas vitórias e momentos de alegria ao longo do caminho;
4. **Cultive o humor, especialmente sobre si mesmo**: use o riso como ferramenta para perspectiva e resiliência.

Cada pessoa terá afinidade natural com certos princípios mais do que com outros. Alguns encontrarão na curiosidade seu ponto de entrada natural para o play, enquanto outros se conectarão mais imediatamente com a improvisação ou a expressão autêntica.

O importante não é dominar todos os princípios simultaneamente, mas encontrar seu caminho único para o território do play.

FAÇA AGORA #6: REFLITA SOBRE OS 7 PRINCÍPIOS

INSTRUÇÕES: Tire alguns minutos para refletir sobre as questões a seguir. Se quiser, anote os insights que surgirem.

Quais desses princípios tenho mais facilidade em aplicar? Por quê?

....

....

....

Qual princípio mais me desafia e por quais razões?

....

....

....

O play e a expressão autêntica

É muito provável que você conheça a personagem desta história. Brené Brown passou grande parte de sua carreira acadêmica pesquisando tópicos complexos como vulnerabilidade, coragem, vergonha e empatia. Ela é conhecida por sua abordagem rigorosa, sempre baseada em dados, e por manter uma postura bastante séria e profissional.

Em sua pesquisa, ela encontrou evidências do papel crucial do play, o que a levou a refletir sobre seu próprio relacionamento com isso e a perceber que, em grande medida, o havia excluído de sua própria vida.[13]

Decidida a mudar essa realidade, Brown começou a testar diferentes formas de incluir atividades lúdicas em sua vida: primeiro, ela voltou a pintar, uma prática que sempre gostou, mas que tinha deixado de lado. Depois, começou a se permitir momentos de diversão e riso, mesmo no meio de seu trabalho "sério".

Essa abordagem lúdica a ajudou a relaxar e a se divertir mais, além de facilitar o encontro de uma voz autêntica. Ela começou a falar mais abertamente sobre sua própria vulnerabilidade, suas lutas, suas alegrias e suas descobertas. Também passou a incorporar histórias pessoais e humor em suas palestras e em seus escritos, tornando seu trabalho não apenas informativo, mas também profundamente tocante e humano.

O play oferece uma plataforma segura para você se expressar autenticamente. Permite que você seja vulnerável, encontre sua voz e se manifeste de maneira única. Ao se envolver em atividades lúdicas, você tem a liberdade de ser verdadeiro consigo mesmo, experimentar diferentes aspectos da sua personalidade e expressar suas emoções de forma criativa. Além disso, faz com que você se desprenda das expectativas e dos julgamentos externos, concentrando-se em se conectar com sua essência interior.

Portanto, ao utilizar o play como ferramenta de desenvolvimento pessoal, você está se abrindo para um mundo de possibilidades, descobrindo novas habilidades, expandindo seus horizontes, encontrando sua voz e se conectando com sua verdadeira essência.

À medida que você se aprofunda nessa jornada de desenvolvimento pessoal, lembre-se de abraçar a diversão, a leveza e a alegria que o play proporciona. Não se preocupe com resultados ou objetivos específicos, pois o verdadeiro valor dessas atividades está na experiência e na exploração.

Lembre-se: o play não precisa ser limitado a uma única área da sua vida. Você pode incorporá-lo em várias dimensões, seja no trabalho, nos relacionamentos, nos estudos ou nos momentos de lazer. Esteja aberto a experimentar diferentes formas e descubra aquelas que ressoam com você.

SEU PLANO DE AÇÃO PLAYFULNESS

Protocolo pessoal para os próximos 90 dias

Passo 1: entenda seu próprio padrão

TEMPO: 15 minutos de autoconhecimento honesto.
OBJETIVO: Mapear como você funciona quando está no play.

Pense em cinco momentos da sua vida nos quais você perdeu completamente a noção do tempo — não assistindo Netflix, mas fazendo algo que o absorveu por completo:

1. ....
2. ....
3. ....
4. ....
5. ....

Para cada momento listado, responda às seguintes perguntas:

1. Quantos anos você tinha?
2. Qual era o contexto? Você estava sozinho ou acompanhado?
3. O que realmente chamou sua atenção nesse momento?
4. Por que você parou de fazer essa atividade?
5. Como você se sentia durante e depois desse momento?

Agora, observe os padrões:

- Você precisa de **pessoas ou de solidão** para entrar em estado de play?
- Funciona melhor com **estrutura clara ou com total liberdade**?
- É mais **físico, mental, criativo ou social**?
- Prefere **competir, explorar, construir ou contemplar**?

Seu padrão dominante é: ....

Passo 2: faça o diagnóstico do que impede você de entrar no play

Marque, de maneira honesta e sem julgamentos, o que mais ressoa para você:

BLOQUEIOS MENTAIS:

[ ] "Não tenho tempo para bobeiras"
[ ] "Preciso ser produtivo sempre"
[ ] "Vão achar que sou infantil"
[ ] "Esqueci como relaxar de verdade"
[ ] "Só consigo curtir se 'merecer'"

BLOQUEIOS PRÁTICOS:

[ ] Agenda lotada de obrigações
[ ] Casa/ambiente não permite bagunça/experimentos
[ ] Pressão financeira constante
[ ] Responsabilidades familiares intensas
[ ] Energia mental sempre no zero

BLOQUEIOS EMOCIONAIS:

[ ] Sinto ansiedade quando não estou "fazendo algo útil"

[ ] Só consigo relaxar com álcool/substâncias
[ ] Sinto culpa quando me divirto
[ ] Perdi a capacidade de me impressionar com coisas simples
[ ] Dependo de telas para sentir prazer

Seu maior bloqueio é: ....

Passo 3: aplique seu protocolo personalizado de 90 dias

DIAS 1-30: REATIVAÇÃO

TEMPO: Microdoses diárias de 5 minutos.
OBJETIVO: Reconectar-se com sua capacidade natural de play.
INSTRUÇÕES: Baseado no seu padrão identificado no passo 1, escolha uma trilha para seguir.

SE VOCÊ É MAIS EXPLORADOR:

- **Segunda/Quarta/Sexta:** preste atenção total em algo que você vê todo dia, mas nunca observou;
- **Terça/Quinta/Sábado:** mude alguma rotina pequena só para ver o que acontece;
- **Domingo:** passe 10 minutos investigando algo que despertou sua curiosidade.

SE VOCÊ É MAIS CRIATIVO:

- **Segunda/Quarta/Sexta:** construa, desenhe ou escreva algo sem utilidade alguma;
- **Terça/Quinta/Sábado:** improvise com o que tem em casa (comida, organização, decoração);
- **Domingo:** dedique 15 minutos a um projeto pessoal que não vai dar dinheiro nem status.

SE VOCÊ É MAIS FÍSICO:

- **Segunda/Quarta/Sexta**: mova o corpo de um jeito diferente por 3 minutos;
- **Terça/Quinta/Sábado:** dance, alongue-se ou se expresse fisicamente sem audiência;
- **Domingo:** faça uma atividade física que seja divertida, não um "exercício".

SE VOCÊ É MAIS SOCIAL:

- **Segunda/Quarta/Sexta:** tenha uma conversa genuína de 5 minutos sobre algo interessante;
- **Terça/Quinta/Sábado:** faça algo bobo/divertido com alguém próximo;
- **Domingo:** realize uma atividade social que vocês nunca fizeram juntos.

EXPERIMENTO SEMANAL (20-30 MINUTOS):
Uma vez por semana, tente algo que combine seu padrão com algo que normalmente evitaria.

PROJETO DO MÊS:
Escolha algo que sempre quis tentar, mas julgou como "perda de tempo":

....

....

....

DIAS 31-60: INTEGRAÇÃO

OBJETIVO: Expandir o play para áreas da vida em que ele ainda não está presente.
INSTRUÇÕES: Continue com 70% das práticas que mais funcionaram nos primeiros 30 dias. Expanda seu play:

- **No trabalho:** como trazer um elemento lúdico para suas atividades profissionais?
- **Em casa:** como tornar as tarefas domésticas menos automáticas?
- **Nos relacionamentos:** qual atividade nova você pode propor para pessoas próximas?
- **Na resolução de problemas:** use o play para abordar um desafio real que você enfrenta.

DESAFIO DO MÊS:

Trabalhe especificamente seu maior bloqueio identificado. Se for "culpa quando se diverte", pratique se divertir sem pedir desculpas. Se for "só funciona com telas", experimente o prazer analógico.

DIAS 61-90: AUTONOMIA

OBJETIVO: Tornar o play uma parte natural da vida, não uma "atividade especial".

CRIAÇÃO PRÓPRIA:

- Invente três micropráticas baseadas no que descobriu sobre si;
- Teste cada uma por uma semana.

COMPARTILHAMENTO:

- Conte para alguém o que descobriu sobre o play na sua vida;
- Convide essa pessoa para experimentar algo junto.

SUSTENTABILIDADE:

- Reflita sobre as questões a seguir e pense em soluções práticas para tornar o play sustentável:

1. Como manter isso sem depender de motivação?
2. Que mudanças no ambiente/rotina apoiariam essas práticas?
3. Como o play pode servir aos seus objetivos maiores de vida?

Acompanhamento simples

Check-in semanal (5 minutos)

Semana .... (data: ....)

- **Facilidade:** como foi praticar? (1 = muito difícil, 5 = natural)
- **Prazer:** quanto realmente curti? (1 = forçado, 5 = genuíno)
- **Descoberta:** o que aprendi sobre mim esta semana?
- **Próxima semana:** o que vou ajustar/experimentar?

MARCOS DE PROGRESSO

30 DIAS:

[ ] Pratico algum tipo de play sem ter que me forçar
[ ] Identifiquei claramente como funciono melhor
[ ] Diminuiu a culpa/resistência interna
[ ] Experimentei pelo menos dez coisas diferentes
[ ] Alguém notou alguma mudança em mim

60 DIAS:

[ ] O play surge naturalmente quando estou estressado
[ ] Consegui aplicar o play para resolver algum problema real
[ ] Tenho um repertório de atividades que funcionam para mim
[ ] O play não depende mais de "estar com vontade"
[ ] Influenciei positivamente alguém próximo

90 DIAS:

[ ] Invento naturalmente novas formas de me divertir
[ ] Consegui integrar o play no trabalho sem conflitos
[ ] Uso o play proativamente para manter o equilíbrio mental
[ ] Sinto que recuperei uma capacidade que tinha perdido
[ ] O play faz parte de quem eu sou, não do que eu faço

Sistema de apoio

Encontre seu "parceiro de experimentos":

- Nome: ....
- Como vamos nos conectar: .... (WhatsApp, presencial etc.)
- Frequência: .... (sugestão: 15 minutos por semana)
- Primeira conversa agendada: ....

Protocolo do check-in:

1. O que experimentei esta semana?
2. Qual foi a maior resistência/dificuldade?
3. Que descoberta fiz sobre mim mesmo?
4. O que vou testar na próxima semana?

Para quando der ruim: liste cinco atividades que SEMPRE funcionam para você (sua lista de emergência).

1. ....
2. ....
3. ....
4. ....
5. ....

Celebrações:

- **30 dias:** .... (algo especial que você vai fazer)
- **60 dias:** .... (compartilhar progresso com alguém)
- **90 dias:** .... (projeto criativo/presente para si mesmo)

FAÇA AGORA #7: RESPONDA À PERGUNTA FINAL (A MAIS IMPORTANTE)

Como você pode transformar este próprio "plano" em algo lúdico? Ou seja: como fazer do play uma exploração curiosa, e não mais uma meta a ser cumprida?

....
....
....
....
....
....
....
....
....
....
....
....
....

Comece agora

Não espere segunda-feira. Não espere ter tempo. Não espere estar com vontade.

Qual dessas micropráticas você pode testar nos próximos 10 minutos? Escolha uma, faça e observe como se sente.

O resto, descubra fazendo.

E SE...?

O café já deve estar frio.

Percebe? Enquanto conversávamos sobre astronautas perdidos e cativeiros neurológicos, sobre João hesitando no carro e Clara rolando *feeds* infinitos, o tempo passou. O café esfriou. E está tudo bem. Porque, às vezes, apenas às vezes, deixar o café esfriar enquanto se está imerso em algo maior é exatamente o que precisamos fazer.

Olhe ao redor desta cafeteria imaginária onde começamos nossa jornada. As xícaras marcadas pelos anéis de café contam a história de uma conversa que atravessou séculos, do Neolítico aos algoritmos, da descoberta do fogo à invenção do *scrolling* infinito. E agora, aqui estamos, você e eu, no limiar de uma pergunta que pode mudar tudo:

E se...?

E se você estivesse vivendo no ensaio geral da vida, e não no espetáculo? E se todas essas horas cronometradas, reuniões sem fim, *feeds* infinitos e toques de notificação fossem apenas... cenografia? Uma cenografia brilhante, sedutora, hipnótica que esconde a peça verdadeira, aquela em que o protagonista não é sua performance, mas seu encantamento diante do mundo? Aquela cenografia que esconde a vida que você merece viver?

É verdade que às vezes ainda penso que vivemos como astronautas perdidos em uma missão sem mapa, respirando ar reciclado e esquecendo o cheiro da terra molhada após a chuva. Passamos dias inteiros dentro de cápsulas de vidro, de metal, de pixels, de ideologias e, sem perceber, aceitamos viver sem a gravidade que nos puxava para o chão do real.

Sabe o que acontece com astronautas que passam tempo demais no espaço? Seus ossos enfraquecem. Seus músculos atrofiam. Eles precisam reaprender a caminhar quando voltam à Terra. É uma metáfora perfeita para nós: perdemos a densidade do real, a musculatura do play, a capacidade de sentir o peso e a leveza de simplesmente experimentar a vida.

Trocamos o brincar livre por uma infância em Marte: baixa gravidade, atmosfera controlada, nenhuma poça de lama para pular. E o que é um corpo, ou uma alma, sem o peso da experiência real? É um corpo que flutua, mas nunca pousa. É uma alma que vaga, mas não dança.

Você se lembra do Marcos, nosso guerreiro corporativo das segundas-feiras? Ele não sabe, mas seu corpo ainda guarda a memória de outros rituais. Rituais que seus ancestrais conheciam: o tempo da colheita, a lua que marca os ciclos, o fogo ao redor do qual se contavam histórias.

Trocamos o rito pelo algoritmo.

Não há mais o compasso das estações, apenas *quarters*. Não há mais a pausa sagrada do domingo, apenas o trabalho que transborda para o *weekend*. Não há mais o vinho que precisa respirar antes de ser bebido, apenas o café engolido às pressas entre uma reunião e outra.

Somos os turistas apressados em um museu, correndo de obra em obra para marcar um "curti" e passar para a próxima — sem nunca deixar que a arte, ou a vida, nos atravesse. Escolhemos logo a foto para o *feed*, na ânsia de acumular evidências de que existimos.

E a Ana? Nossa heroína da produtividade 24/7? Aquela que mede a vida em KPIs, mas esqueceu o indicador mais importante: momentos de puro deslumbramento. Quando foi a última vez que ela parou

— verdadeiramente parou — para observar como a luz do fim da tarde transforma tudo em ouro? Quando foi que trocou uma planilha perfeita por uma conversa imperfeita, mas autêntica?

O trabalho? Ah, o trabalho! Veja, não sou um romântico nostálgico pregando o retorno à vida pastoral. Sei que o trabalho pode ser fonte de realização, de propósito, de contribuição genuína. O problema não é o trabalho em si.

O problema é quando esquecemos que somos jardineiros, não cortadores de grama.

Uma máquina opera em modo binário: ligada ou desligada, produtiva ou improdutiva, útil ou descartável. Um jardineiro entende os ciclos: há tempo de plantar e tempo de colher, tempo de podar e tempo de deixar crescer selvagem. Há a sabedoria de que nem toda semente germina, e está tudo bem. Há a paciência de saber que as melhores árvores levam décadas para dar sombra.

Por boa parte da história humana, trabalhávamos como jardineiros, em harmonia com os ritmos naturais. E depois? Depois celebrávamos. Contávamos histórias. Dançávamos. Inventávamos deuses e demônios, heróis e vilões. Criávamos arte nas paredes das cavernas não porque era produtivo, mas porque era necessário para nossa alma.

Hoje, trabalhamos para alimentar uma máquina que nos promete liberdade — e nos entrega mais trabalho. Desde que você assine o pacote premium. Mais horas, mais metas, mais métricas, mais medos. Ela não dorme, jamais descansa, nunca se satisfaz. E nós, seus operadores "voluntários", esquecemos que liberdade sem tempo para exercê-la é apenas outra forma de prisão.

Então, me permita fazer a pergunta que ninguém quer ouvir:

Quando foi que começamos a chamar de vida algo que nos deixa exaustos, isolados e com medo de parar?

Quando foi que aceitamos que brincar era privilégio de criança — e criança privilegiada, diga-se —, enquanto adultos "sérios" devem sofrer em nome da produtividade?

Quando foi que abrimos mão de viver o imprevisto — aquele tropeço que vira história, aquele desvio que vira descoberta, aquele encontro casual que muda destinos — e escolhemos a segurança morta das rotinas programadas, dos relacionamentos por app, das experiências pré-digeridas?

Clara sabe. No fundo, ela sabe que cada *swipe* é uma pequena morte. Cada notificação, uma pequena rendição. Cada hora perdida no abismo digital é uma hora roubada do encontro real, do abraço possível, da aventura tangível.

Longe de mim posar de profeta da nostalgia ou vendedor de utopias. Não estou aqui para dizer que a solução é fazer yoga ao nascer do sol (embora, se isso funcionar para você, maravilha). Faça por você! Porque você quer!

Mas há algo urgente — e simples — que podemos fazer. Algo que não requer app, coach ou workshop de 5 mil reais:

Trazer o play de volta para o centro da vida.

Não como adereço. Não como "momento de descontração" na festa da firma. Não como "atividade de *team building*" para aumentar a produtividade. Mas como eixo. Como forma de estar no mundo. Como saúde.

O play é revolucionário porque é "inútil". Gloriosamente, magnificamente "inútil". Não gera ROI. Não aumenta o PIB. Não melhora seu perfil no LinkedIn. E é exatamente por isso que é essencial. Inútil no sentido atual da métrica de tudo. Pense comigo: até ser feliz, hoje, precisa ser útil.

É no play que redescobrimos que somos maiores que nossas funções. Que existimos além de nossos crachás. Que nossa criança interior não morreu — ela só está em coma induzido, esperando o beijo do príncipe (ou da princesa) da coragem para despertar.

Lembra do Kary Mullis? O bioquímico que foi surfar e descobriu a PCR? Lembra o que aconteceu? Ele parou de tentar forçar a solução. Deixou o cérebro respirar. Permitiu que o play do mar, o ritmo das ondas, a dança com a prancha criassem o espaço para o insight surgir.

A imaginação cura.

Cura porque nos tira da literalidade brutal do cotidiano e nos devolve à poesia possível. Cura porque nos lembra que toda realidade foi primeiro imaginada por alguém. Cura porque sussurra em nosso ouvido: "E se...?".

E se o João, em vez de hesitar no carro todas as manhãs, fosse para outro lugar? Escolhesse um caminho diferente, parasse para tomar café com um estranho, chegasse atrasado, mas inteiro?

E se a Ana declarasse um dia por semana como "dia da ineficiência sagrada"? Um dia para projetos sem deadline, conversas sem pauta, caminhadas sem destino?

E se o Marcos descobrisse que o verdadeiro luxo não é o carro importado, mas o tempo para construir castelos de areia com o filho? E se ele entendesse que aquela promoção não vale o preço de perder a poesia de uma tarde de domingo?

E se a Clara deletasse os apps por uma semana — só uma — e redescobrisse o tédio criativo, esse estado fértil onde as melhores ideias germinam?

E se transformássemos algumas reuniões de segunda em caminhada no parque?

E se cozinhar sozinho virasse banquete coletivo, em que cada um traz um prato e uma história?

E se toda segunda-feira tivesse um pequeno ritual que nos lembrasse que ainda estamos vivos? Vivos de verdade, não apenas funcionando.

E se escolhêssemos, de vez em quando, o caminho mais longo só para ver onde dá?

E se nos déssemos permissão para não saber, não planejar, não prever e simplesmente... experimentar?

O "E se?" é o motor da imaginação. É a pergunta que nos fez descer das árvores, dominar o fogo, inventar a roda, compor sinfonias, pisar na lua. É o que nos permite brincar com as fronteiras do real até que elas cedam, se expandam, se transformem.

Sem o "E se?", a vida vira um arquivo PDF: fechado, finalizado, impossível de editar. (Tem que hackear ou pagar o pacote caro pra mexer.) Com ele, viramos autores da nossa própria história, editores da nossa própria realidade, hackers do nosso próprio sistema operacional existencial.

E esta cafeteria onde conversamos... Você notou? Ela existe fora do tempo cronológico. Aqui, nesta bolha de palavras e ideias, o relógio não é tirano. Aqui, pudemos deixar o café esfriar porque a conversa aqueceu. Pudemos deixar o celular no silencioso porque o silêncio falou mais alto.

Foi aqui, neste espaço entre o real e o imaginário, que João, Ana, Marcos e Clara viveram suas pequenas tragédias cotidianas. Foi aqui que exploramos os cativeiros neurológicos, as prisões voluntárias, as algemas digitais. Foi aqui que redescobrimos o play como antídoto, como portal, como possibilidade.

E agora? Agora é hora de levar esta cafeteria com você.

Não como memória, mas como prática. Não como teoria, mas como vida.

Talvez não seja o tempo que nos falta. Nem o dinheiro. Nem mesmo a energia. Talvez o que mais nos falte seja o encantamento! Esse estado de graça em que estamos inteiros, presentes, tocados pelo mistério de estar vivos.

O encantamento que surge quando uma criança descobre que a sombra na parede pode virar dragão, castelo, floresta. O encantamento de Patch Adams fazendo malabarismo no hospital. O encantamento de você, agora mesmo, permitindo-se imaginar uma vida diferente.

Mais importante do que descobrir seu propósito — essa palavra tão gasta, tão vendida, tão esvaziada — é redescobrir seu play.

Aquilo que faz seus olhos brilharem sem razão. Aquilo que faz o tempo parar e correr ao mesmo tempo. Aquilo que você faria mesmo se ninguém estivesse olhando, medindo, avaliando. Aquilo que é inútil e, por isso mesmo, essencial.

O café está mesmo frio agora. Mas veja: está tudo bem. Porque entre o primeiro gole quente e este último, agora frio, uma jornada aconteceu. Uma conversa se desenrolou. Talvez, apenas talvez, algo tenha mudado.

Amanhã, antes de checar o celular, cheque o céu. Antes de abrir o e-mail, abra a janela. Respire como quem respira pela primeira vez, porque, de certa forma, é sempre a primeira vez. Cada manhã é um big bang pessoal, uma chance de recriar o universo.

E pergunte — sussurre, grite, cante, não importa: E se hoje eu vivesse como quem brinca? E se hoje eu brincasse como quem vive?

Porque, no fundo — e você sabe disso, sempre soube —, o jogo nunca acabou.

As regras é que mudaram sem nosso consentimento. O tabuleiro foi sequestrado. As peças foram trocadas. Mas o jogo... ah, o jogo continua. Sempre continuou.

Está apenas esperando.

Esperando sua coragem de parar de assistir e voltar a jogar.

Esperando você se lembrar de que não nasceu para ser espectador da própria vida.

Esperando o momento em que você vai fechar este livro, levantar desta cadeira imaginária, deixar a xícara vazia sobre a mesa e sair porta afora, para o mundo real, mas levando consigo a pergunta que pode mudar tudo:

E se...?

O convite está feito. A porta está aberta. E você?

(O flow é a onda. O play é o oceano. Te encontro na praia.)

(O autor se levanta, sorri e sai caminhando pela porta da cafeteria. Lá fora, começa a chover. Ele não abre o guarda-chuva. Algumas coisas — as melhores coisas — são para sentir na pele.)

NOTAS

Capítulo 1 — Na esteira da loucura: a corrida sem fim

1. Kevin P. Madore; Anthony D. Wagner. "Multicosts of Multitasking". *Cerebrum*, abr. 2019. Disponível em: https://www.ncbi.nlm.nih.gov/pmc/articles/PMC7075496/. Acesso em: 4 set. 2024.

2. Danae Stephan. "Na era da multitarefa, produz mais quem faz uma coisa de cada vez". *Folha de S.Paulo*, 21 abr. 2018. Disponível em: https://www1.folha.uol.com.br/sobretudo/carreiras/2018/04/1965681-na-era-da-multitarefa-trabalha-melhor-quem-consegue-fazer-uma-coisa-por-vez.shtml. Acesso em: 4 set. 2024.

3. Jena McGregor. "Está online depois do expediente? Pesquisa mostra que isso pode derrubar produtividade". *Forbes*, 6 dez. 2023. Disponível em: https://forbes.com.br/carreira/2023/12/voce-trabalha-depois-do-expediente-se-sim-voce-pode-estar-sendo-menos-produtivo/. Acesso em: 4 set. 2024.

4. "RISCO de infarto aumenta 13% na segunda-feira; entenda as causas". *O Globo*, 5 jun. 2023. Disponível em: https://oglobo.globo.com/saude/noticia/2023/06/risco-de-infarto-aumenta-13percent-na-segunda-feira-entenda-as-causas.ghtml. Acesso em: 4 set. 2024.

5. Gilles Lipovetsky. *Os tempos hipermodernos*. São Paulo: Barcarolla, 2004.

6. Geovana Benites. "Estudo analisa os impactos relacionados ao lazer digital na saúde mental". UFGRS, 17 fev. 2002. Disponível em: https://www.ufrgs.br/ciencia/estudo-analisa-os-impactos-relacionados-ao-lazer-digital-na-saude-mental. Acesso em: 4 set. 2024.

7. Luiz Gustavo Pacete. "Brasil é o terceiro maior consumidor de redes sociais em todo o mundo". *Forbes*, 9 mar. 2023. Disponível em: https://forbes.com.br/forbes-tech/2023/03/brasil-e-o-terceiro-pais-que-mais-consome-redes-sociais-em-todo-o-mundo/. Acesso em: 4 set. 2024.

8. Ibidem.

9. Byung-Chul Han. *Sociedade do cansaço*. Petrópolis: Vozes, 2015.

10. Zolve Labs. "O impacto do excesso de informação na saúde mental". G1, 6 abr. 2023. Disponível em: https://g1.globo.com/sp/campinas-regiao/especial-publicitario/aliv-nature/zolve-labs/noticia/2023/04/06/o-impacto-do-excesso-de-informacao-na-saude-mental.ghtml. Acesso em: 25 jul. 2025.

11. Bernardo Esteves. "O cru, o cozido e o cérebro". *piauí*, fev. 2013. Disponível em: https://piaui.folha.uol.com.br/materia/o-cru-o-cozidoe-o-cerebro/. Acesso em: 5 set. 2024.

12. Guilherme Rosa. "Hábito de cozinhar desenvolveu o cérebro humano". *Veja*, 6 maio 2016. Disponível em: https://veja.abril.com.br/ciencia/habito-de-cozinhar-desenvolveu-o-cerebro-humano. Acesso em: 5 set. 2024.

13. Guillermo Altares. "A autêntica revolução foi no período Neolítico". *El País*, 22 abr. 2018. Disponível em: https://brasil.elpais.com/brasil/2018/04/20/ciencia/1524219983_369281.html. Acesso em: 5 set. 2024.

14. Yuval Noah Harari. *Sapiens: uma breve história da humanidade*. Porto Alegre: L&PM, 2015.

15. Ibidem.

16. Hannah Arendt. *A condição humana*. Rio de Janeiro: Forense Universitária, 2010.

17. Adam Smith. *A riqueza das nações: investigação sobre sua natureza e suas causas*. São Paulo: Nova Cultural, 1988.

18. John Stuart Mill. *Princípios de economia política: com algumas de suas aplicações à filosofia social*. São Paulo: Nova Cultural, 1983.

19. Gilles Lipovetsky. op. cit.

Capítulo 2 —A sociedade dos zumbis: os cativeiros neurológicos

1. Ingrid Luísa. "Cérebro apodrecendo por redes sociais? Entenda o fenômeno, 'brain rot'". *Veja Saúde*, 4 dez. 2024. Disponível em: https://saude.abril.com.br/medicina/cerebro-apodrecendo-com-redes-sociais-entenda-o-fenomeno-brain-rot. Acesso em: 16 dez. 2024.

2. Stela Campos. "Como as 'smart drugs' estão sendo consumidas em companhias do país". *Valor Econômico*, 29 fev. 2024. Disponível em: https://valor.globo.com/carreira/noticia/2024/02/29/como-as-smart-drugs-estao-sendo-consumidas-em-companhias-do-pais.ghtml. Acesso em: 11 set. 2024.

3. Martin E. P Seligman. *Florescer: uma nova compreensão sobre a natureza da felicidade e do bem-estar*. Rio de Janeiro: Objetiva, 2011.

Capítulo 3 — As neuroprisões

1. Barbara Blum. "Só redes sociais explicam a crise de saúde mental dos jovens, diz Jonathan Haidt". *Folha de S.Paulo*, 23 jun. 2024. Disponível em: https://www1.folha.uol.com.br/equilibrio/2024/06/so-redes-sociais-explicam-a-crise-de-saude-mental-dos-jovens-diz-jonathan-haidt.shtml. Acesso em: 13 set. 2024.

2. "A sociedade da sedução soberana". Fronteiras do Pensamento, dez. de 2020. Disponível em: https://www.fronteiras.com/leia/exibir/gilles-lipovetsky-e-a-sociedade-da-seducao-soberana. Acesso em: 13 set. 2024.

3. Gilles Lipovetsky. *Agradar e tocar: ensaio sobre a sociedade da sedução*. São Paulo: Editora WMF Martins Fontes, 2020.

4. Division of Continuing Education. "Neuromarketing — Prevendo o comportamento do consumidor para impulsionar decisões de compra". Harvard. Disponível em: https://professional.dce.harvard.edu/blog/marketing/neuromarketing-predicting-consumer-behavior-to-drive-purchasing-decisions/. Acesso em: 13 set. 2024.

5. "REGISTROS de ansiedade entre crianças e jovens superam os de adultos pela 1ª vez no Brasil". *Folha de S.Paulo*, 31 maio 2024. Disponível em: https://www1.folha.uol.com.br/folhateen/2024/05/registros-de-ansiedade-entre-criancas-e-jovens-superam-os-de-adultos-pela-1a-vez.shtml. Acesso em: 13 set. 2024.

6. "BRASIL tem mais de 30 internações ao dia por tentativa de suicídio". *Folha de S.Paulo*, 13 set. 2024. Disponível em: https://www1.folha.uol.com.br/equilibrioesaude/2024/09/brasil-tem-mais-de-30-internacoes-ao-dia-por-tentativa-de-suicidio.shtml. Acesso em: 13 set. 2024.

7. Vinícius Neder. "Países criam 'ministérios da solidão' diante da alta de pessoas que vivem sozinhas e suicídios". *Estadão*, 22 jul. 2022. Disponível em: https://www.estadao.com.br/saude/paises-ministerios-da-solidao-alta-de-pessoas-que-vivem-sozinhas-e-suicidios/. Acesso em: 13 set. 2024.

8. Ana Paula Branco. "GM demite funcionários de três fábricas por telegrama e e-mail". *Folha de S.Paulo*, 21 out. 2023. Disponível em: https://www1.folha.uol.com.br/mercado/2023/10/gm-demite-funcionarios-de-tres-fabricas-por-telegrama.shtml. Acesso em: 17 set. 2024.

9. "QUEBRA da empresa foi a maior até hoje". *Folha de S.Paulo*, 6 jul. 2006. Disponível em: https://www1.folha.uol.com.br/fsp/dinheiro/fi0607200635.htm. Acesso em: 19 set. 2024.

10. "'Dieselgate': veja como escândalo da Volkswagen começou e as consequências"W. G1 Autoesporte, 23 set. 2015. Disponível em: https://g1.globo.com/carros/noticia/2015/09/escandalo-da-volkswagen-veja-o-passo-passo-do-caso.html. Acesso em: 17 set. 2024.

11. Karina Treviza. "Quebra do banco Lehman Brothers completa 10 anos; relembre a crise de 2008". G1, 15 set. 2018. Disponível em: https://g1.globo.com/economia/noticia/2018/09/15/quebra-do-banco-lehman-brothers-completa-10-anos-relembre-a-crise-de-2008.ghtml. Acesso em: 17 set. 2024.

12. André Sollitto. "Deepwater Horizon 12 anos depois". *Veja*, 9 ago. 2022. Disponível em: https://veja.abril.com.br/ciencia/os-efeitos-do-vazamento-da-plataforma-deepwater-horizon-12-anos-depois. Acesso em: 17 set. 2024.

13. "ESCÂNDALO da japonesa Kobe Steel afetou mais de 500 clientes". G1, 13 out. 2017. Disponível em: https://g1.globo.com/economia/noticia/escandalo-da-japonesa-kobe-steel-afetou-mais-de-500-clientes.ghtml. Acesso em: 17 set. 2024.

14. David Cohen. "O fabuloso prejuízo da Uber". *Exame,* 18 abr. 2017. Disponível em: https://exame.com/negocios/o-fabuloso-prejuizo-do-uber/. Acesso em: 17 set. 2024.

15. Samantha Murphy Kelly. "Apple vai pagar US$ 113 milhões por desacelerar iPhones de propósito". CNN Brasil, 20 nov. 2020. Disponível em: https://www.cnnbrasil.com.br/economia/macroeconomia/apple-vai-pagar-us-113-milhoes-por-desacelerar-iphones-de-proposito/. Acesso em: 17 set. 2024.

16. "ENTENDA o escândalo de uso político de dados que derrubou valor do Facebook e o colocou na mira de autoridades". G1, 20 mar. 2018. Disponível em: https://g1.globo.com/economia/tecnologia/noticia/entenda-o-escandalo-de-uso-politico-de-dados-que-derrubou-valor-do-facebook-e-o-colocou-na-mira-de-autoridades.ghtml. Acesso em: 17 set. 2024.

17. "VALEANT: A crise tem solução?". *Exame,* 27 abr. 2016. Disponível em: https://exame.com/negocios/mais-um-round-na-luta-da-valeant/. Acesso em: 17 set. 2024.

18. Bernardo Mello Franco. "Planos de saúde alegam prejuízos para livrar idosos e crianças autistas". *O Globo,* 26 maio 2024. Disponível em: https://oglobo.globo.com/blogs/bernardo-mello-franco/coluna/2024/05/planos-de-saude-alegam-prejuizos-para-se-livrar-de-idosos-e-criancas-autistas.ghtml. Acesso em: 17 set. 2024.

19. Laura Scofield. "Como as operadoras influenciam o PL dos Planos no Congresso". *Nexo,* 8 ago. 2024. Disponível em: https://www.nexojornal.com.br/externo/2024/08/08/pl-dos-planos-de-saude-congresso-lobby. Acesso em: 17 set. 2024.

Capítulo 4 — Restaurando as fronteiras mentais

1. *Alice no País das Maravilhas*. Direção: Tim Burton. EUA: Walt Disney Pictures; Roth Films; The Zanuck Company; Team Todd, 2010. Vídeo (108 min).

2. "Brasil é o 2º no mundo em tempo de tela: 9h32 por dia". Abranet, 1 ago. 2023. Disponível em: https://www.abranet.org.br/Noticias/Brasil-e-o-2%BA-no-mundo-em-tempo-de-tela%3A-9h32-por-dia-4453.html?UserActiveTemplate=site&utm_source=meio&utm_medium=email. Acesso em: 23 out. 2024.

3. Lewis Carroll. *Alice no País das Maravilhas*. Porto Alegre: L&PM, 2010.

4. Ibidem.

5. Agatha Christie. *Uma autobiografia*. Rio de Janeiro: HarperCollins, 2022.

6. Raphaella Peixoto. "Saiba mais sobre o malabarismo de Japinha em comemoração ao bronze." *Correio Braziliense*, 7 ago. 2024. Disponível em: https://www.correiobraziliense.com.br/esportes/2024/08/6915287-saiba-mais-sobre-o-malabarismo-de-japinha-em-comemoracao-ao-bronze.html. Acesso em: 29 jul. 2025.

7. Mariza Tavares. "Porque a arte e os trabalhos manuais melhoram a saúde mental". G1, 27 ago. 2024. Disponível em: https://g1.globo.com/bemestar/blog/longevidade-modo-de-usar/post/2024/08/27/por-que-arte-e-trabalhos-manuais-melhoram-a-saude-mental.ghtml. Acesso em: 29 jul. 2025.

8. Nakia S. Gordon; Sharon Burke; Huda Akil; Stanley J. Watson; Jaak Panksepp. "Socially-Induced Brain 'Fertilization': Play Promotes Brain Derived Neurotrophic Factor Transcription in the Amygdala and Dorsolateral Frontal Cortex in Juvenile Rats". *Neuroscience Letters*, v. 341, n. 1, pp. 17-20, 2003.

9. Fernanda de Almeida. "Empresas querem atrair funcionários com escritórios instagramáveis". *Forbes*, 28 set. 2022. Disponível em: https://forbes.com.br/carreira/2022/09/empresas-querem-atrair-funcionarios-com-escritorios-instagramaveis/. Acesso em: 29 out. 2024.

10. Mihaly Csikszentmihalyi. *Flow: a psicologia do alto desempenho e da felicidade*. Rio de Janeiro: Objetiva, 2020.

11. "ESTRESSE na folga: por que é tão difícil relaxar no tempo livre?". *Globo Gente*, 26 jun. 2023. Disponível em: https://gente.globo.com/texto-estresse-na-folga-por-que-e-tao-dificil-relaxar-no-tempo-livre/. Acesso em: 29 out. 2024.

12. Mar Manrique. "Stresslaxing: When Taking Time Off is a Burden". *El País*, 2 jun. 2023. Disponível em: https://english.elpais.com/society/2023-01-03/stresslaxing-when-taking-time-off-is-a-burden.html. Acesso em: 29 out. 2024.

13. Sarah White. "O direito de se desconectar do trabalho deu certo na França?". *Valor Econômico*, 27 maio 2022. Disponível em: https://valor.globo.com/carreira/noticia/2022/05/27/o-direito-de-se-desconectar-do-trabalho-deu-certo-na-franca.ghtml. Acesso em: 29 out. 2024.

14. Stuart Brown; Christopher Vaughan. *Play: How it Shapes the Brain, Opens the Imagination, and Invigorates the Soul*. Nova York: Avery, 2009.

15. Gregory Berns. *O iconoclasta: um neurocientista revela como pensar diferente e realizar o impossível*. Rio de Janeiro: Best Business, 2009.

Capítulo 5 — A ciência do play

1. Antônio José Araújo Lima. *O lúdico em clássicos da filosofia: uma análise em Platão, Aristóteles e Rousseau.* Dissertação (Mestrado em Educação) — Universidade Federal do Maranhão, São Luís, 2015.

2. Stuart Brown; Cristopher Vaughan. op. cit.

3. Robert Lee Hotz; Tony Perry. "La Jolla Surfer Among Nobel Science winners". *Los Angeles Post*, 14 out. 1993. Disponível em: https://www.latimes.com/archives/la-xpm-1993-10-14-mn-45494-story.html. Acesso em: 30 ago. 2025.

4. Nakia S. Gordon; Sharon Burke; Huda Akil; Stanley J. Watson; Jaak Panksepp. op. cit.

5. Sergio M. Pellis; Vivien C. Pellis. "Play-Fighting in Rats: Insights into the Basis of Playfulness". *Neuroscience & Biobehavioral Reviews*, v. 23, n. 1, pp. 87-101, 1999. Katy R. Vander Werf et al. "Neural Mechanisms of Emotion Regulation: The Role of Play". *Frontiers in Psychology*, v. 10, pp. 1-12, 2019.

6. Robin I. M. Dunbar. "The Social Brain Hypothesis — Thirty Years On". *Journal of Human Evolution*, v. 172, 2024.

7. A relação entre bonobos, play e adaptação social foi originalmente desenvolvida por Isabel Behncke, conforme citado por Adel et al. In: Charles Adel; Alexis Black; Robbie Taylor; Janet Slesinski; Katie Dunn. *Educação para a era da inteligência artificial.* São Paulo: Fundação Santillana; Fundação Telefônica Vivo; Instituto Península, 2024. Disponível em: https://www.fundacaosantillana.org.br/publicacao/educacao-para-a-era-da-inteligencia-artificial/. Acesso em: 7 jul. 2025. (N.A.)

8. S. S. Ribeiro; E. A. P. Motta. "Associação entre a síndrome de burnout e o hormônio cortisol". *Revista de Ciências da Saúde*, São Luís, v. 16, n. 2, pp. 87-93, jul./dez. 2014.

9. Stephen W. Porges. *The Polyvagal Theory: Neurophysiological Foundations of Emotions, Attachment, Communication, and Self-Regulation*. Nova York: W. W. Norton, 2011.

10. René T. Proyer. Examining Playfulness in Adults: Testing its Correlates with Personality, Positive Psychological Functioning, Goal Aspirations, and Multi-Methodically Assessed Ingenuity. *Psychological Test and Assessment Modeling*, v. 54, n. 2, pp. 103-127, 2012.

11. Stuart Brown; Christopher Vaughan. op. cit.

Capítulo 6 — Por onde começar

1. Cunha Junior. "Patch Adams". Memória Roda Vida, 5 nov. 2007. Disponível em: https://rodaviva.fapesp.br/materia/182/entrevistados/patch_adams_2007.htm. Acesso em: 19 dez. 2024.

2. Mayra Malavé-Malavé. "O poder do riso". IIF/Fiocruz, 19 jan. 2024. Disponível em: https://www.iff.fiocruz.br/index.php/pt/?catid=8&id=1105%3Apoder-riso&view=article. Acesso em: 19 dez. 2024.

3. Stuart Brown; Christopher Vaughan. op. cit.

4. Johan Huizinga. *Homo ludens*. São Paulo: Editora Perspectiva, 2020.

Capítulo 7 — Seja playfulness

1. Matthias J. Gruber; Bernard D. Gelman; Charan Ranganath. "States of Curiosity Modulate Hippocampus-Dependent Learning Via the Dopaminergic Circuit". *Neuron*, v. 84, n. 2, pp. 486-96, 2014.

2. "ESTUDO internacional revela importância da curiosidade para aprendizagem". Sinpro/RS, 2018. Disponível em: https://www.sinprors.org.br/comunicacao/noticias/estudo-internacional-revela-importancia-da-curiosidade-para-aprendizagem/. Acesso em: 7 jul. 2025.

3. V. Esperidião-Antonio. "Neurobiologia das emoções". *Revista de Psiquiatria Clínica*, v. 35, n. 2, pp. 55-61, 2008; V. Esperidião-Antonio. "Mecanismo da ansiedade e do medo". *Caderno Pedagógico*, v. 18, n. 1, pp. 39-53, 2021.

4. Robert Epstein. *Creativity Games for Trainers: A Handbook of Group Activities for Jumpstarting Workplace Creativity*. Nova York: McGraw-Hill, 1996.

5. Francisco Ortega. "Neurociências, neurocultura e autoajuda cerebral". *Interface — Comunicação, Saúde, Educação*, v. 13, n. 31, pp. 247-260, out./dez. 2009.

6. Camila Leporace. "O cérebro que prevê (The Predictive Brain)". 2017. Disponível em: https://camilaleporace.com.br/index.php/2017/12/09/o-cerebro-que-preve-the-predictive-brain/. Acesso em: 7 jul. 2025.

7. Neurotrackerx. "O impacto dos sons estocásticos e determinísticos em modalidades visuais, táteis e proprioceptivas". 2025. Disponível em: https://pt.neurotrackerx.com/ciencia/o-impacto-dos-sons-estocasticos-e-deterministicos-nas-modalidades-visuais-tateis-e-proprioceptivas. Acesso em: 7 jul. 2025.

8. Andreas K. Engel; Pascal Fries; Wolf Singer. Dynamic Predictions: Oscillations and Synchrony in Top-Down Processing. *Nature Reviews Neuroscience*, v. 2, n. 10, pp. 704-716, 1999.

9. "Multitarefas: como fazer várias coisas ao mesmo tempo pode prejudicar seu cérebro". *BBC News Brasil*, 2021. Disponível em: https://www.bbc.com/portuguese/vert-cap-56980246. Acesso em: 7 jul. 2025.

10. William Sedley; Mark O'Cunningham. "Do Cortical Gamma Oscillations Promote or Suppress Perception?". *Frontiers in Human Neuroscience*, set. 2013. Disponível em: https://pubmed.ncbi.nlm.nih.gov/24065913/. Acesso em: 7 jul. 2025; Ludmila Dudasova et al. "Causality of the Satisfaction-Performance Relationship: A Task Perspective". *Europe's Journal of Psychology*, v. 19, n. 1; pp. 48-66, fev. 2023. Disponível em: https://pmc.ncbi.nlm.nih.gov/articles/PMC10103057/. Acesso em: 7 jul. 2025.

11. Martin E. P. Seligman. op. cit.

12. Daniel Brandeis et al. "Neural Reward Responsiveness and Daily Positive Affect: Ecological Validity of Laboratory Reward Tasks". *Frontiers in Behavioral Neuroscience*, v. 17, 2023. Disponível em: https://pmc.ncbi.nlm.nih.gov/articles/PMC10863647/. Acesso em: 7 jul. 2025.

13. Brené Brown. *A arte da imperfeição: abandone a vida que você achava que deveria ter e abrace quem você é*. Rio de Janeiro: Sextante, 2014.

Dados Internacionais de Catalogação na Publicação (CIP)
(Câmara Brasileira do Livro, SP, Brasil)

Freire, Lucas
Exaustos: Imaginando saídas para o cansaço diário / Lucas Freire.
1ª ed. São Paulo: Buzz Editora, 2025
208 pp.

Bibliografia.
ISBN 978-65-5393-503-7

1. Autocuidados de saúde 2. Esgotamento (Psicologia) I. Título.

25-304544.0 CDD-158

Índice para catálogo sistemático:
1. Autocuidado : Aspectos psicológico 158

Henrique Ribeiro Soares - Bibliotecário - CRB-8/9314

PUBLISHER Anderson Cavalcante
EXECUTIVA Céfara Moraes
COORDENADOR EDITORIAL Nestor Turano Jr.
EDITORA Laura Camanho
EDITORA ASSISTENTE Érika Tamashiro
ASSISTENTE EDITORIAL Beatriz Furtado
PREPARAÇÃO Julian F. Guimarães
REVISÃO Giulia Molina Frost, Daniela Georgeto
e Tatiana Custódio
PROJETO GRÁFICO E DIAGRAMAÇÃO Geo Ximenes
IMAGEM DA P. 40 Alexandre Rosa / Adobe Stock

COMERCIAL Vanessa Almeida, Taciane Ferreira,
Taíres Pereira e Aline Cruz
COMUNICAÇÃO E MARKETING Leonardo Cavarzam,
Isabelle Pelozzo, Rafaella Rhein e Ana Clara de Oliveira
EVENTOS Marisa Marianno e Rayana Alana
OPERAÇÕES Vera Dantas, Flávio Bombardi, William Araújo,
Rafael Valentin e Zeni Martins dos Santos

*Nesta edição, respeitou-se o novo
Acordo Ortográfico da Língua Portuguesa.*

Buzz Editora Ltda.
Av. Paulista, 726, Mezanino
CEP 01310-100, São Paulo, SP
[55 11] 4171 2317
www.buzzeditora.com

FONTES Heldane, Satoshi
PAPEL Off-set Paperfect 70 g/m²
IMPRESSÃO Geográfica